常见内科疾病
诊疗思维与实践

王丽娜　等 主编

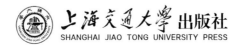

上海交通大学 出版社
SHANGHAI JIAO TONG UNIVERSITY PRESS

内容提要

　　本书较为系统地介绍了呼吸系统、循环系统、神经系统、消化系统、泌尿系统等几大系统常见疾病的诊断与治疗技术。对本书所涉及的临床各科常见疾病如感冒、急性心肌梗死、脑出血、急性胃炎、尿路感染、糖尿病、贫血、传染性单核细胞增多症、心房颤动等均从疾病概念、临床表现、实验室检查、临床诊断及治疗等方面进行详细论述。本书适用于各级内科临床医师及从事临床内科教研活动的工作者参考使用，也可作为广大医学院校学生的参考用书。

图书在版编目（CIP）数据

常见内科疾病诊疗思维与实践 / 王丽娜等主编. --
上海 ： 上海交通大学出版社，2021
　　ISBN 978-7-313-24251-8

　　Ⅰ．①常… Ⅱ．①王… Ⅲ．①内科－常见病－诊疗
Ⅳ．①R5

　　中国版本图书馆CIP数据核字（2021）第215864号

常见内科疾病诊疗思维与实践
CHANGJIAN NEIKE JIBING ZHENLIAO SIWEI YU SHIJIAN

主　　编：王丽娜 等
出版发行：上海交通大学出版社　　　　　　　地　　址：上海市番禺路951号
邮政编码：200030　　　　　　　　　　　　　电　　话：021-64071208
印　　制：广东虎彩云印刷有限公司
开　　本：710mm×1000mm 1/16　　　　　　经　　销：全国新华书店
字　　数：205千字　　　　　　　　　　　　印　　张：11.75
版　　次：2023年1月第1版　　　　　　　　　插　　页：2
书　　号：ISBN 978-7-313-24251-8　　　　　印　　次：2023年1月第1次印刷
定　　价：198.00元

编委会
BIAN WEI HUI

主　编

王丽娜　王　智　刘义魁　王西艳
栾晟洁

副主编

国俊杰　唐伟敬　张来华　黎玉环
刘宝龙　王　娟　崔官昌　孙　梅

编　委（按姓氏笔画排序）

王　娟　王　智　王西艳　王丽娜
王雯瑾　刘义魁　刘宝龙　刘秋霞
孙　梅　孙中华　张亚辉　张来华
国俊杰　栾晟洁　唐伟敬　梅红光
崔官昌　黎玉环

前 言
FOREWORD

随着我国社会经济不断发展,人民生活水平不断提高,人们对医疗的诊疗质量提出了越来越高的要求。信息技术、生物技术、高新技术的发展和应用,使崭新的诊断技术,如影像、内镜、核医学与分子生物学方法不断涌现,并在临床领域获得越来越广泛地应用,临床医师对患者做出疾病诊断时更加游刃有余,得心应手。但是,我们需要清醒地认识到,无论仪器如何先进都不能代替人的思维。正确的诊断和治疗仍然源于临床医师坚实的基础理论、丰富的医疗知识、周密的调查研究和合理的逻辑思维。一个医师的水平高低体现在诊断和治疗疾病的基本功底上,即取决于他能否正确地根据患者临床症状,做出正确的病情判断,取决于他用眼、用手、用脑的能力。

内科学是临床医学的基础,其涉及范围广泛,整体性强,与临床各学科之间关系密切。内科疾病,尤其是临床工作中的常见病及多发病,严重威胁着人们的健康,因此,要求广大医务人员不断探求内科疾病的诊疗规律、掌握内科疾病的诊疗方法。然而,医学知识浩如烟海,要在短时间内掌握大量实用的内科诊疗知识绝非易事。为紧跟医学步伐,熟练掌握临床常见内科疾病的诊疗技术,内科医师迫切需要一本注重实用、资料新颖又容易掌握的参考书,基于这一需要,我们特组织编写了《常见内科疾病诊疗思维与实践》一书。

　　本书较为系统地介绍了呼吸系统、循环系统、神经系统、消化系统、泌尿系统等几大系统常见疾病的诊断与治疗技术。对本书所涉及的相关疾病均从疾病概念、临床表现、实验室检查、临床诊断及治疗等方面进行详细论述。本书结构层次清晰，资料翔实，简明实用，具有体现严谨科学、与时俱进的创新性，紧密结合临床实践的实用性，把握科学进展和诊疗水平的先进性等特点。本书可供各级内科临床医师及从事临床内科教研活动的工作者参考使用，也可作为广大医学院校学生的参考用书。

　　由于科学技术发展迅速、临床内科学内容日新月异，加之时间有限，书中难免存在疏漏与不足之处，望广大读者提出宝贵意见和建议。

《常见内科疾病诊疗思维与实践》编委会

2021 年 8 月

目 录
CONTENTS

第一章

呼吸系统疾病

第一节 感　冒

一、普通感冒

普通感冒是一种轻度、能自限的上呼吸道感染。感冒的常见病原体有鼻病毒、冠状病毒、流感病毒、副流感病毒、呼吸道合胞病毒、柯萨奇病毒和腺病毒等。其中以鼻病毒和冠状病毒最为常见。

(一)诊断

1.病史

感冒的临床过程个体差异很大。普通感冒的潜伏期较短、起病急。早期有咽部不适、干燥、打喷嚏、流清涕、鼻塞。

2.症状

全身症状有畏寒、低热。咳嗽、鼻部分泌物增加是普通感冒的特征性症状。起病初鼻部出现清水样分泌物，以后可变稠，呈黄脓样。鼻塞 4～5 天。感冒如进一步发展，可出现声音嘶哑。咳嗽加重或有少量黏液痰。症状较重者有全身不适，周身酸痛、头痛、乏力、食欲减退、腹胀、便秘或腹泻。部分患者可伴发单纯疱疹。

3.并发症

普通感冒后继发细菌性感染并不多见。有时可继发鼻窦炎、扁桃体炎、中耳炎等。此时，患者有发热和局部疼痛、肿胀。

流感病毒、柯萨奇病毒等感染后偶可损伤心肌，在感冒1～4周内出现心悸、气短、呼吸困难、心前区闷痛及心律失常,且活动后加剧,应考虑急性心肌炎的可能。心电图及相关实验室检查有助于诊断。

4.实验室检查

若有白细胞计数升高,则提示有细菌感染。

5.诊断

普通感冒的临床症状和体征无明显的特异性。细菌性感染、过敏性鼻炎和其他疾病所致的上呼吸道感染与普通感冒有相似之处。但根据患者的病史和临床症状,并结合发病季节以及症状的发生和发展过程,可诊断普通感冒。

(二)鉴别诊断

(1)注意与某些疾病相鉴别,如过敏性鼻炎、细菌性上呼吸道感染、急性传染病前驱期的上呼吸道炎症症状(麻疹、流行性脑膜炎、脊髓灰质炎、伤寒等)。

(2)如有发热和较重的症状时,通常需要与流感相鉴别。

(3)渗出物涂片镜检有助于细菌感染和变态反应的鉴别。分泌物中嗜酸细胞增加提示为变态反应原因。

(4)在病毒性呼吸道感染的早期阶段,如将鼻咽部分泌物做病毒学鉴定有助于诊断。血清学检查则可证实特异的感染。

(三)治疗

(1)对症治疗:对无并发症的普通感冒患者,不需特别处理。但患者需要有一个温暖舒适的环境,应多饮水,病情较重者卧床休息,并应采取措施避免感冒的直接传播。

(2)发热、头痛、全身酸痛时可应用解热镇痛药。若有继发感染,则应用抗生素。

(3)消除鼻部充血、缓解鼻塞流涕可用1‰麻黄素滴鼻,也可应用其他缓解鼻充血的药物。对有鼻过敏者应用抗组胺药物,可减轻鼻部症状。

(4)中药:对普通感冒有一定疗效。常用中成药有感冒冲剂、板蓝根冲剂、银翘解毒片等。复方柴胡注射液对病毒性感冒也有效。

二、流行性感冒

流行性感冒(以下简称流感)是一种由流感病毒所诱发的急性呼吸系统感染性疾病。流感可累及上呼吸道和(或)下呼吸道,常伴有全身症状,如发热、头痛、肌痛和乏力。

(一)诊断

1.临床表现

(1)全身症状的突然发生,如头痛、发热、寒战、肌痛或全身不适,并伴有呼吸系统症状,主要有咳嗽和咽痛。临床表现严重者有明显衰竭的症状。

(2)一般均有发热,体温为 38～41 ℃。起病后第 1 天可出现体温的急剧上升,2～3 天后体温逐渐下降。偶尔高温可延续 1 周以上,有时患者伴有寒战、畏寒。

(3)全头痛或前头痛较为普遍,全身肌痛常见,常累及下肢和腰背部,也可发生关节痛。

(4)随着全身症状的消退,呼吸系统症状突出,咽痛或持续性咳嗽,伴有胸骨后不适。伴有眼球运动时疼痛、畏光和眼部烧灼感。

(5)体征:疾病早期,皮肤潮红、干燥和发热、肢体多汗或呈花斑状,咽喉部黏膜充血和鼻后部分泌物增多。颈部淋巴结有轻度肿大。少数患者有干啰音、哮鸣音和散在湿啰音。如有明显的肺部并发症时,可有呼吸困难、呼吸急促、发绀、双肺弥漫性啰音和肺部实变体征。

2.并发症

(1)原发性流感病毒性肺炎:为严重的肺部并发症。流感症状呈急剧进展,有持久高热、呼吸困难和发绀。痰量不多,但可有血痰。重症患者,肺部有弥漫性湿啰音,胸部 X 线片示弥漫性间质浸润或表现为急性呼吸窘迫综合征的影像学改变,有低氧血症的表现。

(2)细菌性肺炎:流感症状缓解 2～3 天后,又出现发热,伴有细菌性肺炎症状和体征,包括咳嗽、咳脓性痰。胸部 X 线片示肺部实变。常见致病细菌有肺炎链球菌、金黄色葡萄球菌和流感嗜血杆菌。流感后继发肺部感染常见于患有慢性心肺疾病的患者。

(3)肺外并发症:脑病合并内脏脂肪变性综合征是 B 型流感的一种严重并发症,多见于 2～16 岁儿童,临床特征是在出现恶心、呕吐后 1～2 天内,伴发中枢神经系统症状。常见有精神状态改变,从嗜睡到昏迷,甚至出现谵妄和癫痫发作。查体有肝大。实验室检查血清转氨酶和乳酸脱氢酶水平的增加,可出现低血糖。脑脊液压力升高而无其他明显改变。应用拜阿司匹林治疗病毒性感染与其后发生的脑病合并内脏脂肪变性综合征有一定关系。

(4)流感后偶可并发肌炎、横纹肌溶解和肌红蛋白尿。急性肌炎时受累肌群可有非常明显的触痛,最常发生在腿部,严重时肌肉呈明显肿胀而无弹性。肌酸激酶可明显增加。个别患者因肌红蛋白尿而导致肾衰竭。

（5）中枢神经系统的并发症包括脑炎、横贯性脊髓炎及吉兰-巴雷综合征。

3.实验室检查

（1）流感急性期可从咽拭子、鼻咽洗出液或痰中分离出病毒。免疫荧光或血凝抑制试验可确定流感病毒的类型。用亚型特异性抗血清做血凝抑制试验能区分 A 型流感病毒血凝素亚型（H1、H2、H3）。

（2）血清学诊断：需要对急性期血清和发病后 10～14 天的血清抗体滴度进行比较，主要用作回顾性诊断。如应用血凝抑制试验、补体结合试验检出抗体呈4 倍以上升高，或酶联免疫吸附试验检出抗体效价显著增高，则对急性流感的回顾性诊断有较大的意义。

（3）患者呼吸道上皮细胞检查流感病毒呈阳性。

（4）外周血象：白细胞总数不高或降低，淋巴细胞相对增加。

（二）鉴别诊断

（1）普通感冒：流感的临床表现无特异性，尤其需与普通感冒相鉴别。除流行病学资料外，通常流感全身症状比普通感冒重，而普通感冒局部症状较重。

（2）其他上呼吸道感染性疾病。

（三）治疗

按有无并发症、发病时期及症状的轻重等分别对待。基本原则如下。

1.抗病毒药物的应用

常用抗病毒药物有金刚烷胺和金刚乙胺。当前新一代治疗流感的抗病毒药物，即神经氨酸酶抑制剂已开始在临床应用。

（1）金刚烷胺和金刚乙胺。用药剂量：1～9 岁，3～4 mg/kg，每天 1 次或分成 2 次，剂量≤150 mg；9 岁以上者 200 mg，每天 1 次或分成 2 次；＞65 岁者，100 mg，每天 1 次。

治疗流感应在发病 24～48 小时内应用，可减轻发热和全身症状，减少病毒的排出，防止流感病毒的扩散。疗程一般为 5～7 天或在症状改善后再维持 48 小时。高剂量金刚烷胺和金刚乙胺（每天 400～500 mg）可缩短流感病毒肺炎的病程。金刚烷胺和金刚乙胺也可采用气溶胶形式给药，浓度为 10 g/L，每天 2 次，每次 30 分钟，疗程为 1～2 周。

金刚烷胺每天剂量＜200 mg，不良反应的发生率较低，为 1%～2%。每天剂量＞300 mg 时，患者可出现失眠、焦虑、注意力不集中等中枢神经系统不良反应,偶可引起惊厥,故癫痫患者慎用。长期用药双下肢可出现网状青斑。

金刚烷胺的最大耐受剂量为每天 400～500 mg。金刚乙胺的耐受性较好,极少引起中枢神经系统的不良反应。

(2)神经氨酸酶抑制剂。①奥司他韦:成人 75 mg,每天 2 次,连服 5 天,应在症状出现 2 天内开始用药。不良反应较少。②扎那米韦:10 mg,经口吸入,每天 2 次,共 5 天。应在症状出现 48 小时内应用。目前不应用于年龄＜12 岁的儿童,孕妇或哺乳期的妇女不推荐使用该药。

2.对症治疗

(1)对乙酰氨基酚:临床上如有发热,可适量应用对乙酰氨基酚。过去曾用水杨酸盐作为流感时的退热药物,现在已发现水杨酸盐与流感的并发症之一,即脑病合并内脏脂肪变性综合征有一定的关系,尤其在儿童中,故在流感患者中不再应用水杨酸盐制剂作为退热药物。

(2)抗胆碱能喷鼻剂:如溴化异丙托品能抑制鼻部分泌物。鼻孔内滴入苯肾上腺素可减轻鼻部充血。

(3)适当补液和休息。

3.抗生素

(1)大部分无并发症的流感患者并不需要抗生素治疗。

(2)流感可加重慢性阻塞性肺疾病患者的病情,故慢性阻塞性肺疾病患者出现呼吸困难加重、痰量增加和痰呈脓性样临床症状时可使用抗生素。

(3)继发性细菌性肺炎是流感的一个重要并发症,应选用适当的抗生素针对可能的病原体进行治疗。通常抗生素中应包括一种具有对抗金黄色葡萄球菌的药物。

第二节　肺　　炎

一、社区获得性肺炎

社区获得性肺炎为肺实质的急性感染,临床有急性感染的症状,胸部 X 线片有急性浸润的表现,听诊有呼吸音的改变或局部的湿啰音,通常发生于非住院的患者,或症状出现前长期居住在看护单位内 14 天以上者。

社区获得性肺炎的常见病原体有肺炎链球菌、流感嗜血杆菌、金黄色葡萄球菌、军团菌、革兰氏阴性菌、肺炎支原体、肺炎衣原体、结核分枝杆菌和病毒等。

(一)诊断

社区获得性肺炎分为两大类,一类为典型肺炎,为化脓性病原菌感染所致;另一类为非典型肺炎,其病原菌有肺炎支原体、肺炎衣原体、军团菌等。两种肺炎在临床表现有所不同,非典型肺炎起病隐匿,常以干咳或咳少量黏痰为临床特征。

1.症状

发热、寒战、胸痛和咳嗽。咳嗽可为干咳、咳黏痰或脓性痰,有时会咳铁锈痰或血痰,甚至咯血;伴发肺脓肿时(厌氧菌感染)可出现恶臭痰。

2.肺炎的肺外表现

头痛、恶心、呕吐、腹痛、腹泻、肌痛和关节痛等,但老年人患社区获得性肺炎后主诉和症状比年轻患者要少。

3.查体

受累肺区能闻及湿啰音,有肺实变的表现,如叩诊呈实音、触觉语颤增强和语音增强、可有支气管管性呼吸音等。但这种典型的肺实变表现只占社区获得性肺炎病例的20%。此外,约有10%的病例可闻及胸膜摩擦音。

4.胸部 X 线片

不透明的片状阴影为诊断肺炎的"金标准"。但这种阴影也可为其他疾病过程(如血管炎或药物反应)所致炎症、肺梗死、出血、水肿及恶性肿瘤等所致。

5.病原学诊断

病原(细菌、非典型病原体)学检测结果诊断意义如下。

(1)确定:①血液或胸腔积液培养到病原菌;②经纤维支气管镜或人工气道吸引的标本培养到病原菌浓度≥10^5 cfu/mL(半定量培养++)、支气管肺泡灌洗液标本≥10^4 cfu/mL(+~++)、防污染样本毛刷或防污染支气管肺泡灌洗标本 10^3 cfu/mL(+);③呼吸道标本培养到肺炎支原体或血清抗体滴度呈 4 倍增高;④血清肺炎衣原体抗体滴度呈 4 倍或 4 倍以上增高;⑤血清嗜肺军团菌:直接荧光抗体呈阳性且抗体滴度 4 倍升高,或尿中抗原测定为阳性可诊断军团病;⑥从痰液或支气管肺泡灌洗液中发现的卡氏肺孢菌;⑦血清或尿的肺炎链球菌抗原测定呈阳性;⑧痰中分离出结核分枝杆菌。

(2)有意义:①合格痰标本培养优势菌中度以上生长(≥+++);②合格痰标本少量生长,但与涂片镜检结果一致(肺炎链球菌、流感嗜血杆菌、卡他莫拉菌);③入院 3 天内多次培养到相同细菌;④血清肺炎衣原体抗体滴度增高≥1:32;

⑤血清嗜肺军团菌试管凝集试验抗体滴度 1 次高达 1：320 或间接荧光试验≥1：256 或 4 倍增高达 1：128。

（3）无意义：①痰培养有上呼吸道正常菌群的细菌（如草绿色链球菌、表皮葡萄球菌、非致病奈瑟菌、类白喉杆菌等）；②痰培养为多种病原菌少量（＜＋＋＋）生长。

（二）临床分组

根据患者治疗地区（门诊、住院或重症监护室）；是否存在心肺基础疾病（慢性阻塞性肺疾病、充血性心力衰竭）；存在"危险因素"：存在耐药肺炎链球菌、革兰氏阴性菌、铜绿假单胞菌（绿脓杆菌）感染的危险因素等，可将患者分为 4 组。①第 1 组：无心肺基础疾病和危险因素的门诊患者。②第 2 组：伴有心肺基础疾病（充血性心力衰竭、慢性阻塞性肺疾病）和（或）其他危险因素（耐药肺炎链球菌感染或革兰氏阴性菌易感因素）的门诊患者。③第 3 组：伴有心肺基础疾病和（或）其他危险因素（包括来自看护院）但未入住重症监护室的住院患者；无心肺基础疾病且没有其他危险因素者。④第 4 组：伴有或不伴有铜绿假单胞菌感染危险因素的重症监护室患者。

（三）治疗

1.经验性抗生素治疗

选择抗生素要考虑疾病的严重程度、年龄、对抗生素的耐受性或不良反应、临床表现、合并联合用药情况、接触史和流行病学等。也可以根据临床分组特征，进行经验性抗生素治疗。

第 1 组：常见病原体有肺炎链球菌、肺炎支原体、肺炎衣原体（单一或混合感染）、流感嗜血杆菌、军团菌、呼吸道病毒、结核分枝杆菌、真菌等。对其中某些细菌性感染的患者，可选用新一代大环内酯类抗生素，如阿奇霉素、克拉霉素、多西环素。

第 2 组：常见病原体有肺炎链球菌（包括耐药肺炎链球菌）、肺炎支原体、肺炎衣原体、混合感染（细菌＋非典型病原体、病毒）、流感嗜血杆菌、肠道革兰氏阴性菌、卡他莫拉菌、军团菌、厌氧菌、结核分枝杆菌、真菌、呼吸道病毒等。对其中某些细菌性感染的患者，可选用 β-内酰胺类抗生素（口服），如阿莫西林、阿莫西林/克拉维酸钾、静脉滴注头孢曲松、加用大环内酯类抗生素或多西环素或抗肺炎链球菌的氟喹诺酮（单用）。

第 3 组（A）：常见病原体有肺炎链球菌（包括耐药肺炎链球菌）、流感嗜血杆菌、肺炎支原体、肺炎衣原体、混合感染（包括非典型病原体）、肠道革兰氏阴性菌、厌氧菌、病毒、军团菌、其他（结核分枝杆菌、卡氏肺孢子菌等）。对其中某些细菌性感染的患者，可选用静脉注射 β-内酰胺类抗生素（头孢噻肟、头孢曲松、阿莫西林/舒巴坦）＋静脉应用大环内酯类抗生素或多西环素。

第3组（B）：常见病原体有肺炎链球菌、流感嗜血杆菌、肺炎支原体、肺炎衣原体、混合感染（细菌加非典型病原体）、军团菌、病毒、其他（结核分枝杆菌、真菌和卡氏肺孢子菌等）。对其中某些细菌性感染的患者，可单独应用阿奇霉素静脉注射，如大环内酯类抗生素过敏或耐药，可应用多西环素和一种 β-内酰胺类抗生素，或者应用一种抗肺炎链球菌的氟喹诺酮做单一治疗。

第4组（A）：无铜绿假单胞菌感染的危险性。常见病原体有肺炎链球菌（包括耐药肺炎链球菌）、军团菌、流感嗜血杆菌、肠道革兰氏阴性菌、金黄色葡萄球菌、肺炎支原体、呼吸道病毒、其他（结核分枝杆菌、真菌、肺炎衣原体等）。对其中某些细菌性感染的患者，可选用静脉注射 β-内酰胺类抗生素（头孢噻肟、头孢曲松）加上静脉注射大环内酯类抗生素（阿奇霉素），或静脉注射氟喹诺酮。

第4组（B）：有感染绿脓杆菌的危险因素。常见病原体有所有上述 A 组的病原体加上铜绿假单胞菌。此时治疗应该选择静脉注射抗铜绿假单胞菌 β-内酰胺类抗生素（头孢吡肟、亚胺培南、美洛培南、哌拉西林钠他唑巴坦钠）加上静脉注射抗铜绿假单胞菌喹诺酮（环丙沙星），或者选择静脉注射抗铜绿假单胞菌 β-内酰胺类抗生素（头孢吡肟、亚胺培南、美洛培南、哌拉西林钠他唑巴坦钠）加上静脉注射氨基糖苷类抗生素，或加上静脉注射大环内酯类抗生素（阿奇霉素）或者抗铜绿假单胞菌的氟喹诺酮。

2.针对病原菌的治疗

社区获得性肺炎患者经临床和实验室检查，明确或高度怀疑为某种病原菌感染，此时抗生素的选择就可以有的放矢，根据已确定的病原菌选择抗生素的方案见表1-1。

表 1-1 根据病原菌选用抗生素

病原菌	首选抗生素	其他抗生素的选择
肺炎链球菌		头孢菌素*、大环内酯类★、克林霉素、喹诺酮类▲、多西环素
青霉素敏感（最低抑菌浓度＜0.1 μg/mL）	青霉素 G 或青霉素 V，阿莫西林	
青霉素中度耐药（最低抑菌浓度:0.1～1 μg/mL）	静脉用青霉素、头孢曲松或头孢噻肟、阿莫西林、喹诺酮类▲，根据体外药敏试验选择其他抗生素	克林霉素、多西环素、口服头孢菌素

续表

病原菌	首选抗生素	其他抗生素的选择
青霉素高度耐药（最低抑菌浓度≥2 μg/mL）经验选择	根据体外药敏试验选择其他抗生素喹诺酮类▲、万古霉素根据药敏试验结果	克林霉素、多西环素、万古霉素、头孢菌素*、大环内酯类★、阿莫西林
流感嗜血杆菌	二、三代头孢菌素、多西环素、β-内酰胺类/β-内酰胺酶抑制剂、喹诺酮类▲	阿奇霉素、复方磺胺甲噁唑
卡他莫拉菌	二、三代头孢菌素、复方磺胺甲噁唑、阿莫西林/克拉维酸钾	大环内酯类★、喹诺酮类▲
厌氧菌	克林霉素、青霉素＋甲硝唑、β-内酰胺类/β-内酰胺酶抑制剂	青霉素 G 或青霉素 V、氨苄西林/阿莫西林合用或不合用甲硝唑
金黄色葡萄球菌		
甲氧西林敏感	新青霉素Ⅲ/苯唑西林、合用或不合用利福平或庆大霉素	头孢唑林或头孢呋辛、万古霉素、克林霉素、复方磺胺甲噁唑需要体外药敏试验
甲氧西林耐药	万古霉素合用或不合用利福平或庆大霉素	
肠杆菌科（大肠埃希菌、克雷伯菌、变形杆菌、肠杆菌）	三代头孢菌素合用或不合用氨基糖苷类、碳青霉烯类	氨曲南、β-内酰胺类/β-内酰胺酶抑制剂、喹诺酮类▲
铜绿假单胞菌	氨基糖苷类＋抗假单胞杆菌 β-内酰胺类：替卡西林、哌拉西林、美洛西林、头孢拉定、头孢吡肟、氨曲南或碳青霉烯类	氨基糖苷类＋环丙沙星、环丙沙星＋抗假单胞杆菌 β-内酰胺类
军团菌属	大环内酯类★、合用或不合用利福平、喹诺酮类▲	多西环素合用或不合用利福平
肺炎支原体	多西环素、大环内酯类★、喹诺酮类▲	
肺炎衣原体	多西环素、大环内酯类★、喹诺酮类▲	
鹦鹉热衣原体	多西环素	红霉素、氯霉素
诺卡菌	磺胺嘧啶合用或不合用米诺环素或阿米卡星、复方磺胺甲噁唑	亚胺培南合用或不合用阿米卡星、多西环素或米诺环素
伯纳特立克次体	四环素	氯霉素

注：头孢菌素*：头孢唑林、头孢呋辛、头孢噻肟、头孢曲松；大环内酯类★：克拉霉素、阿奇霉素；喹诺酮类▲：左氧氟沙星、司巴沙星或其他有加强抗肺炎链球菌活性的氟喹诺酮；环丙沙星适用于军团菌属、对喹诺酮类敏感的金黄色葡萄球菌和多数革兰氏阴性杆菌

二、病毒性肺炎

病毒性肺炎是由多种不同种类的病毒侵犯肺实质而引起的肺部炎症，多由

上呼吸道病毒感染向下蔓延所致,常伴气管-支气管炎。

引起病毒性肺炎的病毒以流感病毒、呼吸道合胞病毒、腺病毒为常见,其他如副流感病毒、麻疹病毒、水痘病毒、鼻病毒、巨细胞病毒、EB病毒(Epstein-Barr virus,EBV)等。主要经飞沫和直接接触传播,传染性强,传播迅速,一年四季均可发病,但多见于冬春季节,潜伏期短。易感人群为婴幼儿、老人或全身或呼吸道局部免疫功能低下者。

(一)诊断

1.病史

常常发生在病毒性疾病的流行季节,每年12月份至第2年3月份。往往有多人同时发病,以婴幼儿和年老体弱者多见。通常抗生素治疗无效。

2.临床表现

不同病毒临床表现有所不同。开始都有咽干、咽痛、鼻塞、流涕、发热、头痛和全身酸痛等上呼吸道感染症状。累及肺部时表现为咳嗽,以干咳为主,气急、胸痛、持续高热、可有少量白色黏痰。重症病毒性肺炎时,可出现呼吸困难、发绀、心悸、嗜睡、精神萎靡,甚至出现休克、心力衰竭、急性呼吸窘迫综合征等疾病的表现。

3.常见体征

早期肺部体征不明显,病变部位呼吸音减弱,散在干、湿啰音,重症病毒性肺炎可见吸气三凹征和鼻翼扇动,肺部可闻及较为广泛的干、湿啰音。并可出现休克、心力衰竭体征。

4.胸部X线检查

两肺纹理增粗,模糊,呈网格状阴影,主要为间质性肺炎的表现,重症者两肺中、下野可见弥漫性结节性浸润,少数可有肺实变和胸腔积液。

5.实验室检查

(1)血液及痰液检查,白细胞计数一般正常,也可稍高或偏低。继发细菌性感染时白细胞总数和中性粒细胞计数可增高。痰涂片所见的白细胞以单核细胞为主;痰培养常无致病菌生长;如痰白细胞核内出现包涵体,则提示病毒感染。

(2)免疫荧光技术和免疫酶技术:咽嗽液、痰或气管吸出物可查到病毒抗原。

(3)血清学检查:①双份血清病毒抗体测定,恢复期较急性期4倍以上升高;②免疫荧光或酶联免疫吸附测定法测定病毒抗体升高。

(4)病毒分离,咽拭子、鼻咽分泌物或痰中病毒分离可呈阳性。

(二)鉴别诊断

1.细菌性肺炎

发病与流行季节无关,除发热、咳嗽,常有脓痰,胸部X线表现为大片状实变阴影,血白细胞计数常增高,痰涂片革兰氏染色及培养有助于鉴别。

2.肺炎支原体肺炎

发热、咳嗽、肌痛与病毒性肺炎相似,但症状较轻,本病冷凝集试验阳性>1:32,MG链球菌凝集试验阳性>1:40,免疫荧光技术检查肺炎支原体抗原呈阳性,肺炎支原体IgM>1:16,IgG 4倍升高。痰、鼻咽分泌物或咽拭子培养可分离出肺炎支原体,聚合酶链式反应测定肺炎支原体DNA阳性。青霉素、头孢类抗生素治疗无效,四环素、红霉素治疗有效,有助鉴别。

3.衣原体肺炎

四季均可流行,成人较多见。病原体分离培养呈阳性,免疫荧光抗体检查肺炎衣原体抗体呈阳性。聚合酶链式反应测定肺炎衣原体DNA呈阳性。

(三)治疗

1.一般治疗

充分休息,多饮水,进食易消化的营养食物,保证热量,给予足量的维生素,维持水和电解质平衡。

2.对症治疗

(1)高热者可采用物理降温,如头部冷敷或酒精擦浴,若效果不好,可用药物降温,如复方乙酰水杨酸片。

(2)止咳、祛痰、平喘:对咳嗽、咳痰患者一般使用祛痰剂,不用止咳药。干咳明显,影响睡眠引起呕吐者,可服用止咳药。有气喘、气憋者,可酌情应用支气管扩张剂。必要时应用雾化吸入糖皮质激素,或短期静脉应用糖皮质激素。

(3)物理疗法:对肺部啰音持续不消的患者,可应用光疗、电疗、超短波等方法,促进肺内渗出物的吸收。

3.抗病毒药物治疗

病毒性肺炎的抗病毒药物治疗即病因治疗,可起到抑制病毒,减轻症状,缩短病程的作用。

(1)利巴韦林:为广谱抗病毒药物,临床主要用于腺病毒、呼吸道合胞病毒、流感病毒、疱疹病毒、水痘病毒、麻疹病毒性肺炎治疗。可吸入、口服或静脉给药。

(2)阿昔洛韦:具有广谱、强效和起效快的特点,主要用于疱疹病毒、水痘病毒性肺炎的治疗。每次 5 mg/kg,静脉滴注,每天 3 次,7 天为一疗程。

(3)阿糖腺苷:具有广泛的抗病毒作用,临床主要用于疱疹病毒、水痘病毒及巨细胞病毒性肺炎。每天 5～15 mg/kg,静脉滴注。

(4)更昔洛韦:抗病毒作用比阿昔洛韦更强更广谱,主要用于治疗骨髓移植患者和获得性免疫缺陷综合征患者的巨细胞病毒性肺炎。

4.免疫治疗

(1)干扰素:具有广谱抗病毒作用,可用于防治流感病毒、腺病毒、呼吸道合胞病毒等引起的病毒性肺炎。

(2)聚肌胞:是一种高效的干扰素诱导剂。主要用于预防和治疗婴幼儿病毒性肺炎。

(3)被动免疫治疗:①输血和新鲜血浆;②高效价特异性免疫球蛋白和抗体。

5.抗生素的应用

无细菌感染证据的患者,无须抗生素治疗。一旦并发细菌感染或不能排除细菌感染的患者,可选用敏感的抗生素治疗。

三、肺炎支原体肺炎

肺炎支原体肺炎是由肺炎支原体引起的急性呼吸道感染和肺部炎症,即"原发性非典型肺炎",占社区获得性肺炎的 15%～30%。

支原体是介于细菌与病毒之间能独立生活的最小微生物,无细胞壁,仅有 3 层膜组成细胞膜,共有 30 余种,部分可寄生于人体,但不致病,到目前为止,仅肯定肺炎支原体能引起呼吸道病变。当其进入下呼吸道后,一般并不侵入肺泡内,当存在超免疫反应时,可导致肺炎和神经系统、心脏损害。

(一)诊断

肺炎支原体肺炎的诊断需结合临床症状、胸部影像学检查和实验室资料确诊。

1.临床表现

(1)病史:本病潜伏期为 2～3 周,儿童、青年发病率高,以秋冬季为多发,以散发为主,多由患者急性期飞沫经呼吸道吸入而感染。

(2)症状:起病较细菌性肺炎和病毒性肺炎缓慢,约半数患者并无症状。典型肺炎表现者仅占 10%,还可以咽炎、支气管炎、大疱性鼓膜炎形式出现。开始表现为上呼吸道感染症状,咳嗽、头痛、咽痛、低热;继之出现中度发热,顽固的刺激性咳嗽常为突出表现,亦可有少量黏痰或少量脓性痰。

(3)体征:胸部体检可无胸部体征或仅有少许湿啰音。其临床症状轻,体征轻于胸部X线片表现是其特点之一。

(4)肺外表现:极少数患者可伴发肺外其他系统的病变出现胃肠炎、溶血性贫血、心肌炎、心包炎、肝炎。少数还伴发周围神经炎、脑膜炎以及小脑共济失调等神经系统症状。

2.胸部X线片表现

胸部X线片表现多样化,但无特异性,肺部浸润多呈斑片状或均匀的模糊阴影,有中、下肺野明显,有时呈网状、云雾状、粟粒状或间质浸润,严重者有中、下肺结节影,少数病例可有胸腔积液。

3.实验室检查

血常规显示白细胞总数正常或轻度增加,以淋巴细胞为主。红细胞沉降率加快。痰、鼻分泌物和咽拭子培养可获肺炎支原体,但检出率较低。目前诊断主要靠血清学检查。可通过补体结合试验、免疫荧光试验、酶联免疫吸附试验测定血清中特异性抗体。补体结合抗体于起病10天后出现,在恢复期滴度>1:64,抗体滴度呈4倍增长对诊断有意义。应用免疫荧光技术、核酸探针及聚合酶链式反应直接检测抗原有更高的敏感性、特异性及快速性。

(二)鉴别诊断

1.病毒性肺炎

发病以冬春季节多见。免疫力低下的儿童和老年人是易感人群。不同病毒可有其特征性表现。麻疹病毒所致口腔黏膜斑,从耳后开始逐渐波及全身的皮肤。疱疹病毒所致肺炎可同时伴发有皮肤疱疹。巨细胞病毒所致伴有迁移性关节痛,肌肉痛的发热。本病肺实变体征少见,这种症状重而体征少,胸部X线表现轻不对称性是病毒性肺炎的特点之一。用抗生素治疗无效。确诊有赖于病原学和血清学检查。

2.肺炎链球菌肺炎

起病急骤,先有寒战,继之高热,体温可达39～41℃,多为稽留热,早期有干咳,渐有少量黏痰、脓性痰或典型的铁锈色痰。常有肺实变体征或胸部X线改变,痰中可查到肺炎链球菌。

3.军团菌肺炎

本病多发生在夏秋季,中老年发病多,暴发性流行,持续性高热,发热约半数>40℃,1/3有相对缓脉。呼吸系统症状相对较少,而精神神经系统症状较多,约有 1/3 患者出现嗜睡、神志模糊、谵语、昏迷、痴呆、焦虑、惊厥、定向障碍、抑郁、幻觉、失眠、健忘、言语障碍、步态失常等。早期部分患者有早期消化道症状,尤其是水样泻。从痰液、胸腔积液、血液中可直接分离出军团菌,血清学检查有助于诊断。

4.肺结核

起病缓慢,有结核接触史,病变位于上肺野,短期内不消失,痰中可查到结核杆菌,红霉素治疗无效。

(三)治疗

(1)抗感染治疗:肺炎支原体肺炎主要应用大环内酯类抗生素,红霉素为首选,剂量为 1.5～2.0 g/d,分 3～4 次服用,或用交沙霉素(1.2～1.8 g/d),克拉霉素(每次 0.5 g,2 次/天),疗程 10～14 天。新型大环内酯类抗生素,如克拉霉素和阿奇霉素对肺炎支原体感染效果良好。克拉霉素 0.5 g,2 次/天;阿奇霉素(第 1 天0.5 g后 4 天每次 0.25 g,1 次/天)。也可应用喹诺酮类抗生素,如氧氟沙星、环丙沙星或左氧氟沙星等;病情重者可静脉给药,但不宜用于 18 岁以下的患者和孕妇。

(2)对症和支持:如镇咳和雾化吸入治疗。

(3)出现严重肺外并发症,应给予相应处理。

第三节　支气管哮喘

支气管哮喘是由多种细胞(如嗜酸粒细胞、肥大细胞、淋巴细胞、中性粒细胞和气道上皮细胞等)和细胞组分参与的气道慢性炎症疾患。这种慢性炎症导致气道高反应性,并引起反复发作性的喘息、气急、胸闷或咳嗽等症状,常在夜间和(或)清晨发作、加剧,通常出现广泛多变的可逆性气流受限,多数患者可自行缓解或经治疗缓解。

一、诊断

1.诊断标准

(1)反复发作喘息、气急、胸闷或咳嗽,多与接触变应原,冷空气,物理,化学性刺激,病毒性上呼吸道感染,运动等有关。

(2)发作时在双肺可闻及散在或弥漫性,以呼气相为主的哮鸣音,呼气相延长。

(3)上述症状可经治疗缓解或自行缓解。

(4)症状不典型者(如无明显喘息或体征)应至少具备以下一项试验阳性：①支气管激发试验或运动试验阳性；②支气管舒张试验阳性；第一秒用力呼气量增加15%以上，且第一秒用力呼气量增加绝对值＞200 mL；③呼气流量峰值日内变异率或昼夜波动率≥20%。

(5)排除其他疾病所引起的喘息、气急、胸闷和咳嗽。

2.分期

根据临床表现支气管哮喘可分为急性加重期和缓解期。缓解期指哮喘急性加重后，无论经过治疗或未经治疗，症状、体征消失，肺功能恢复到急性加重前水平，并维持4周以上。

3.支气管哮喘病情的评估

(1)治疗前哮喘病情严重程度的评估：许多哮喘患者即使没有急性加重，但在相当长的时间内总是不同频度和(或)不同程度地出现症状(喘息、咳嗽、胸闷)，因此需要依据就诊前临床表现及肺功能对其病情进行评估(表1-2)。在治疗过程中还应根据症状和肺功能变化重新进行严重程度的评估，以便及时调整治疗方案。

表 1-2　治疗前哮喘病情严重程度评估

病情	临床特点
间歇发作	症状<每周1次
	短暂发作
	夜间哮喘症状≤每月2次
	第一秒用力呼气量或呼气流量峰值≥80%预计值
	呼气流量峰值或第一秒用力呼气变异率<20%
轻度持续	症状≥每周1次,但<每天1次
	发作可能影响活动和睡眠
	夜间哮喘症状>每月2次
	第一秒用力呼气量或呼气流量峰值≥80%预计值
	呼气流量峰值或第一秒用力呼气量变异率为 20%～30%
中度持续	每天有症状
	发作可能影响活动和睡眠
	夜间哮喘症状>每周1次
	第一秒用力呼气量或呼气流量峰值为 60%～80%预计值
	呼气流量峰值或第一秒用力呼气量变异率>30%

续表

病情	临床特点
重度持续	每天有症状
	频繁发作
	经常出现夜间哮喘症状
	体力活动受限
	第一秒用力呼气量或呼气流量峰值≤60%预计值
	呼气流量峰值或第一秒用力呼气量变异率>30%

注:患者只要具备某级严重程度的一个特点就可将其列入该级之中

（2）哮喘急性发作时严重程度的评估（表1-3）：哮喘急性发作表现为气促、咳嗽、胸闷等症状突然发生，常有呼吸困难，以呼气流量降低为其特征，常因接触变应原等刺激物或治疗不当所致。其程度轻重不一，病情加重可在数小时或数天内出现，偶尔可在数分钟内危及生命，故应对病情做出正确评估，以便给予及时有效的紧急治疗。

表1-3　哮喘急性发作时严重程度评估

临床特点	轻度	中度	重度	危重
气短	步行、上楼时	稍事活动	休息时	
体位	可平卧	喜坐位	端坐呼吸	
讲话方式	连续成句	常有中断	单字	不能讲话
精神状态	可有焦虑,尚安静	时有焦虑或烦躁	常有焦虑烦躁	嗜睡或意识模糊
出汗	无	有	大汗淋漓	
呼吸频率	轻度增加	增加	常>30次/分	
辅助呼吸肌活动及三凹征	常无	可有	常有	胸腹矛盾运动
哮鸣音	散在,呼吸末期	响亮、弥漫	响亮、弥漫	减弱乃至无
脉率	<100次/分	100~120次/分	>120次/分	脉率变慢或不规则
奇脉	无,<1.3 kPa (10 mmHg)	可有,1.3~3.3 kPa (10~25 mmHg)	常有,>3.3 kPa (25 mmHg)	无,提示呼吸肌疲劳
使用β_2受体激动剂后呼气流量峰值占正常预计值或本人平素最高值%	>80%	60%~80%	<60%,或<100 L/min, 或作用时间<2小时	
PaO_2(吸空气)	正常	>8.0 kPa (60 mmHg)	<8.0 kPa (60 mmHg)	

续表

临床特点	轻度	中度	重度	危重
$PaCO_2$	<6.0 kPa (45 mmHg)	≤6.0 kPa (45 mmHg)	>6.0 kPa (45 mmHg)	
SaO_2(吸空气)	>95%	91%~95%	≤90%	
pH		降低		

二、治疗

(一)治疗目标

哮喘是一种对患者及其家庭和社会都有明显影响的慢性疾病。气道炎症是所有类型哮喘的共同病理,也是症状和气道高反应性的基础,它存在于哮喘的所有时段。虽然目前尚无根治办法,但以抑制气道炎症为主的适当治疗通常可以使病情得到控制。哮喘治疗的目标为以下几点。

(1)有效控制急性发作症状并维持最轻的症状,甚至无任何症状。

(2)防止哮喘的加重。

(3)尽可能使肺功能维持在接近正常水平。

(4)保持正常活动(包括运动)的能力。

(5)避免哮喘药物治疗过程发生不良反应。

(6)防止发生不可逆的气流受限。

(7)防止哮喘死亡,降低哮喘病死率。

(二)控制标准

(1)最少(最好没有)慢性症状,包括夜间症状。

(2)最少(不常)发生哮喘加重。

(3)无须因哮喘而急诊。

(4)基本不需要使用 β_2 受体激动剂。

(5)没有活动(包括运动)限制。

(6)呼气流量峰值昼夜变异率<20%。

(7)呼气流量峰值正常或接近正常。

(8)药物不良反应最少或没有。

(三)治疗方案

哮喘的治疗可以根据采用不同治疗类型的可能性、文化背景、不同的医疗保健系统通过不同途径进行。一般应包括 6 个部分。

(1)患者教育,并使哮喘患者在治疗中与医师建立伙伴关系。

（2）根据临床症状和尽可能的肺功能测定评估及监测哮喘的严重程度。

（3）脱离与危险因素的接触。

（4）建立个体化的儿童和成人长期治疗计划。

（5）建立个体化的控制哮喘加重治疗计划。

（6）进行定期的随访监护。

(四)长期治疗方案

哮喘治疗方案的选择基于其在治疗人群中的疗效及其安全性。药物治疗可以酌情采取不同的给药途径，包括吸入、口服和肠道外途径(皮下、肌内或静脉注射)。吸入给药的优点是可以将高浓度的药物送入气道以提高疗效，而避免全身不良反应或使全身不良反应降到最低。哮喘治疗应以患者的严重程度为基础，并根据病情控制变化增减(升级或降级)的阶梯治疗原则选择治疗药物(表 1-4)。

表 1-4　哮喘患者长期治疗方案的选择[*]

严重程度	每天治疗药物	其他治疗选择[**]
一级间歇发作哮喘[***]	不必	
二级轻度持续哮喘	吸入糖皮质激素($\leqslant$500 μg 倍氯米松或相当剂量)	缓释茶碱，或色甘酸钠，或白三烯调节剂
三级中度持续哮喘	吸入糖皮质激素(200～1 000 μg 倍氯米松或相当剂量)，加上长效吸入 β_2 受体激动剂	吸入糖皮质激素(500～1 000 μg 倍氯米松或相当剂量)，加上缓释茶碱，或吸入糖皮质激素(500～1 000 μg 倍氯米松或相当剂量)加上长效口服 β_2 受体激动剂，或吸入大剂量糖皮质激素(>1 000 μg 倍氯米松或相当剂量)，或吸入糖皮质激素(200～1 000 μg 倍氯米松或相当剂量)加上白三烯调节剂
四级重度持续哮喘	吸入糖皮质激素(>1 000 μg 倍氯米松或相当剂量)，加上长效 β_2 受体激动剂，需要时可再加上 1 种或 1 种以上下列药物 　缓释茶碱 　白三烯调节剂 　长效口服 β_2 受体激动剂 　口服糖皮质激素	

注：[*]各级治疗中除了规则的每天控制治疗以外，需要时可快速吸入 β_2 受体激动剂以缓解症状，但每天吸入次数不应多于 4 次；[**]其他选择的缓解药包括吸入抗胆碱能药物、短作用口服 β_2 受体激动剂、短作用茶碱；[***]间歇发作哮喘，但发生严重急性加重者，应按中度持续患者处理

(五)急性加重期的治疗

哮喘急性加重的严重性决定其治疗方案,表1-4为根据检查时所确定的哮喘急性加重严重程度而制定的指南,各类别中的所有特征并不要求齐备。如果患者对起始治疗效果不满意,或症状恶化很快,或患者存在可能发生死亡的高危因素,应按下一个更为严重的级别进行治疗。哮喘急性发作的治疗应当包括家庭治疗和住院治疗两部分。

(1)哮喘患者就诊时通常有3种情况:①主诉某些与哮喘有关的症状,但没有经过必要的检查,诊断尚不明确;②哮喘急性发作;③哮喘经过有效治疗而处于缓解期。

对于第一类患者,医师的首要任务是进行胸部X线、肺功能、变应原等系统检查,以确定诊断,并了解肺功能受损情况和哮喘的严重程度、是否具有变应体质、主要变应原是什么,对这些基本病情的了解有助于制订患者的长期治疗方案。第二类患者首先应给予紧急处理,缓解症状,改善肺功能,不要勉强进行过多的检查,其他必要的检查可等症状缓解以后进行。第三类患者可以进行全面的诊断性检查,但要仔细分析患者的病情变化、导致病情进行性发展的因素、对各种药物治疗的反应,以便及时调整治疗方案。

(2)在哮喘的诊断依据中,最主要的是临床典型症状、体征和肺功能检查结果。变应原的确定不是哮喘的主要诊断依据,变应原阳性是哮喘诊断的有利旁证,也是治疗方案设计的重要根据,但变应原阴性不能否定哮喘的诊断。胸部X线检查虽然意义不大,但也必不可少,因为该检查的结果对于了解肺部的并发症和鉴别诊断非常重要。

(3)哮喘的治疗应尽量按哮喘防治指南规范化进行,治疗过程应根据患者症状和肺功能的变化,适时重新评估,调整治疗方案。

(4)哮喘的治疗药物有很多,用药的途径也比较特别。大量的研究证明吸入疗法(包括糖皮质激素和支气管扩张剂)既有效,而且全身不良反应少,因此是首选的用药途径,但不应滥用。

第四节 肺 栓 塞

肺栓塞是以各种栓子阻塞肺动脉系统为其发病原因的一组疾病或临床综合征的总称,包括肺血栓栓塞症、脂肪栓塞综合征、羊水栓塞、空气栓塞等。而肺血栓栓塞症为来自静脉系统或右心的血栓阻塞肺动脉或其分支所致的疾病,以肺循环和呼吸功能障碍为其主要临床和病理生理特征。肺血栓栓塞症为肺栓塞的常见类型,占肺栓塞中的绝大多数,通常所称肺栓塞即指肺血栓栓塞症。肺动脉发生栓塞后,若其支配区的肺组织因血流受阻或中断而发生坏死,称为肺梗死。

引起肺血栓栓塞症的血栓主要来源于深静脉血栓形成。肺血栓栓塞症常为深静脉血栓形成的并发症。肺血栓栓塞症与深静脉血栓形成共属于静脉血栓栓塞症,为静脉血栓栓塞症的两个不同临床表现。任何可以导致静脉血液淤滞、静脉系统内皮损伤和血液高凝状态的原因均可引起肺血栓栓塞症,包括原发性和继发性两类。原发性由遗传变异引起,包括 V 因子突变、蛋白 C 缺乏,蛋白 S 缺乏和抗凝血酶缺乏等;继发性是指后天获得的易发生肺血栓栓塞症的多种病理生理异常,包括骨折、创伤、手术、恶性肿瘤和口服避孕药(表 1-5)。上述因素可以单独存在,也可同时存在,协同作用。

表 1-5　静脉血栓栓塞症的危险因素

原发性	继发性	
抗凝血酶缺乏	创伤/骨折	克罗恩病
遗传性异常纤维蛋白原血症	髋部骨折	充血性心力衰竭
血栓调节因子异常	脊髓损伤	急性心肌梗死
高同型半胱氨酸血症	外科手术	恶性肿瘤
抗磷脂抗体综合征	疝修手术	肿瘤静脉内治疗
纤溶酶原激活物抑制因子过量	腹部大手术	肥胖
凝血酶原2010A 基因变异	心脏搭桥术	长期卧床
XⅡ因子缺乏	脑卒中	长途航空旅行
Leiden 突变(活性蛋白 C 抵抗)	肾病综合征	口服避孕药
纤溶酶原缺乏	中心静脉插管	狼疮抗凝作用V因子
纤溶酶原不良血症	慢性静脉功能不全	绝经后雌激素替代治疗
蛋白 S 缺乏	吸烟	真性红细胞增多症
蛋白 C 缺乏		
妊娠/产褥期	巨球蛋白血症	
血液黏滞度增高	植入人工假体	
血小板异常	高龄	

一、诊断

(一)症状

临床症状多种多样,缺乏特异性。根据不同临床表现可分为:①急性肺源性心脏病型;②肺梗死型;③猝死型;④急性不可解释的呼吸困难型;⑤慢性血栓栓塞性肺动脉高压型。

(二)体征

(1)呼吸急促:呼吸频率>20 次/分。

(2)心动过速。

(3)严重可出现血压下降甚至休克。

(4)发热:多为低热,少数患者可有中度以上的发热。

(5)颈静脉充盈或怒张。

(6)肺部可闻及哮鸣音或细湿啰音。

(7)胸腔积液的相应体征。

(8)肺动脉区第二心音亢进或分裂 P_2 > A_2,三尖瓣收缩期杂音。

(三)深静脉血栓症状与体征

特别是下肢深静脉血栓形成,表现为患肢肿胀、周径增粗、疼痛或压痛、行走后患肢易疲劳或肿胀加重。

(四)实验室检查

1.动脉血气分析

低氧血症,低碳酸血症,肺泡-动脉血氧分压差增大。部分患者可以正常。

2.心电图检查

有非特异性的心电图异常,包括 V_1 ~ V_4 的 T 波改变和 ST 段异常;$S_1Q_{Ⅲ}T_{Ⅲ}$ 波群(即 Ⅰ 导联 S 波加深,Ⅲ 导联出现 Q 波及 T 波倒置);完全或不完全性右束支传导阻滞;肺性 P 波;电轴右偏,顺钟向转位等。

3.胸部 X 线片检查

无特异性,包括区域性肺血管纹理变细、稀疏或消失,肺野透亮度增加,肺野局部浸润性阴影;尖端指向肺门的楔形阴影;肺不张或膨胀不全;右下肺动脉干增宽或伴截断征;肺动脉段膨胀以及右心室扩大征;患侧膈肌抬高;少至中量胸腔积液征等。

4.超声心动图

右心室壁局部运动幅度降低;右心室和(或)右心房扩大;室间隔左移和运动

异常；近端肺动脉扩张；三尖瓣反流速度增快；下腔静脉扩张吸气时不萎陷，右心房或右心室血栓或肺动脉近端的血栓。超声心动图为划分次大面积肺血栓栓塞症的依据。

5.血浆 D-二聚体

对肺血栓栓塞症有较大的排除诊断价值，若其含量＜500 μg/L，可基本排除肺血栓栓塞症。

6.放射性核素肺通气/灌注扫描

肺血栓栓塞症的典型征象是沿血管走行、呈肺段分布的灌注缺损，并与通气扫描不匹配。

7.螺旋 CT 和腹腔、盆腔、下肢深静脉和静脉造影

能够发现段以上肺动脉内的低密度充盈缺损，或者呈完全阻塞，远端血管不显影，右心房、右心室、中心肺动脉扩张及胸腔积液。

8.磁共振成像

磁共振成像（magnetic resonance imaging，MRI）对段以上肺动脉内栓子诊断的敏感性和特异性均较高，可避免注射碘造影剂。

9.肺动脉造影

肺动脉造影为有创性技术，是肺血栓栓塞症诊断的"金标准"，其直接征象有肺血管内造影剂充盈缺损，伴或不伴有轨道征的血流阻断；间接征象有肺动脉造影剂流动缓慢，局部低灌注静脉回流延迟等。

(五)深静脉血栓的辅助检查

1.超声技术

95％以上的近端下肢静脉内的血栓可以被发现。对腓静脉和无症状的下肢深静脉血栓，其检查阳性率较低。

2.放射性核素静脉显像

常与肺灌注扫描联合进行，梗阻静脉不显像或延迟显影，其远心端可见静脉增粗，浅静脉浅支及交通支显影。

3.肢体阻抗容积描记术

可直接提示静脉血栓形成。对有症状的近端深静脉血栓形成具有很高的额敏感性和特异性，对无症状的下肢静脉血栓敏感性低。

4.静脉造影

静脉造影是诊断深静脉血栓形成的"金标准"，其诊断敏感性和特异性接近100％。

5.MRI

对有症状的急性深静脉血栓形成诊断的敏感性和特异性可达 90％～100％,也可用于检测无症状的下肢深静脉血栓形成。MRI 在检出盆腔和上肢深静脉血栓方面较其他检查手段有明显优势。

二、鉴别诊断

(一)肺炎

发热、咳嗽、白细胞计数增多、X 线片示肺浸润性阴影与肺栓塞相混淆。如能患者有较明显呼吸困难、下肢静脉炎、X 线片示反复的浸润阴影、下肺纹理减少以及血气异常等,应疑有肺栓塞,进一步做肺通气/灌注显像等检查,多可鉴别。

(二)结核性胸膜炎

约有 1/3 肺栓塞患者可发生胸腔积液,易被诊断为结核性胸膜炎,但是并发胸腔积液的患者缺少结核病的全身中毒症状:胸腔积液常为血性、量少、消失也快,X 线片可同时发现吸收较快的肺浸润或梗死等阴影。

(三)术后肺不张

术后肺不张可能与术后并发的肺栓塞相混淆,周围静脉检查结果正常有助于区别,需要时可做放射性核素肺灌注扫描或肺动脉造影以资鉴别。

(四)冠状动脉供血不足

典型者有劳力性心绞痛,而无劳力性呼吸困难。约有 19％的肺梗死可发生心绞痛,原因有:①巨大栓塞时,心排血量明显下降,造成冠状动脉供血不足,心肌缺血。②右心室压力升高,冠状动脉中可形成反常栓塞(或矛盾栓塞)。因此,诊断冠状动脉供血不足时,如发现患者有肺栓塞的易发因素,则需考虑肺栓塞的可能性。

(五)夹层动脉瘤

患者多有高血压病史,疼痛部位广泛,与呼吸无关,发绀不明显,超声心动图检查有助于鉴别。

(六)慢性阻塞性肺疾病合并肺源性心脏病

有时会与慢性血栓栓塞性肺动脉高压相混淆,但仔细询问病史,进行肺功能和 $PaCO_2$ 测定,两者不难鉴别。如肺动脉高压伴有严重低氧血症,而 $PaCO_2$ 不随之上升甚至降低,肺通气功能、肺容量也大致正常时,应警惕慢性血栓栓塞性肺动脉高压。

(七)原发性肺动脉高压

原发性肺动脉高压与慢性血栓栓塞性肺动脉高压难以鉴别,但肺灌注显像正常或普遍稀疏有助于原发性肺动脉高压诊断,最后鉴别有赖于开胸肺活检。

(八)其他疾病

急性心肌梗死(acute myocardial infarction,AMI)、心肌炎、降主动脉瘤破裂、心脏压塞、急性左心衰竭、食管破裂、气胸、纵隔气肿、支气管哮喘、骨折、肋软骨炎和高通气综合征等也可表现呼吸困难、胸痛,也应与肺栓塞相鉴别。

三、治疗

(一)一般处理

患者绝对卧床,保持大便通畅,避免用力;对于胸痛发热、咳嗽等症状可采用相应的对症治疗;对有低氧血症的患者,吸氧或机械通气;右心功能不全者可予多巴酚丁胺和多巴胺;若出现血压下降,可增大剂量或使用肾上腺素等。

(二)溶栓治疗

适用于大面积肺栓塞[因栓塞所致休克和(或)低血压]的病例。对于次大面积肺栓塞,即血压正常但超声心动图显示右心室运动功能减退的病例,若无禁忌证可以进行溶栓;对于血压和右心室运动功能均正常的病例不推荐进行溶栓,溶栓的时间窗一般定为14天。

绝对禁忌证有活动性内出血。相对禁忌证有两周内的大手术、分娩、器官活检或不能以压迫止血部位的血管穿刺,两个月内的缺血性脑卒中,10天内的胃肠道出血,15天内的严重创伤,1个月内的神经外科或眼科手术,难于控制的重度高血压[收缩压>24.0 kPa(180 mmHg),舒张压>14.7 kPa(110 mmHg)]近期曾行心肺复苏,血小板计数<$10×10^9$/L,妊娠,细菌性心内膜炎,严重肝肾功能不全,糖尿病出血性视网膜病变等。对于大面积肺血栓栓塞症,属上述绝对禁忌证。

主要并发症为出血。溶栓前配血,宜置外周静脉置留针,避免反复穿刺血管。以下方案与剂量供参考使用。

1.尿激酶

负荷量4 400 IU/kg,静脉推注10分钟,随后以2 200 IU/(kg·h),持续静

脉滴注 12 小时;另可考虑 2 小时溶栓方案,以 20 000 IU/kg 量持续静脉滴注 2 小时。

2.链激酶

负荷量 250 000 IU,静脉注射 30 分钟,随后以 100 000 IU/h,持续静脉滴注 24 小时。链激酶具有抗原性,故用药前需肌内注射苯海拉明或地塞米松,以防止变态反应。

3.组织型纤溶酶原激活剂

50~100 mg 持续静脉滴注 2 小时。

使用尿激酶、链激酶溶栓期间勿用肝素,对以组织型纤溶酶原激活剂溶栓时是否需停用肝素无特殊要求。溶栓治疗结束后,应每 2~4 小时测定 1 次凝血酶原时间或活化部分凝血活酶时间。

(三)抗凝治疗

当活化部分凝血活酶时间水平低于正常值的 50%,即应重新开始规范的肝素治疗。抗凝治疗为肺血栓栓塞症的基本治疗方法,抗凝药物主要有肝素、低分子肝素和华法林。抗血小板药物的抗凝作用尚不能满足肺血栓栓塞症或深静脉血栓形成的抗凝要求。

1.肝素

临床疑诊肺血栓栓塞症时,即可使用肝素或低分子肝素进行有效的抗凝治疗。应用肝素/低分子肝素前应测定基础活化部分凝血活酶时间、凝血酶原时间及血常规(含血小板计数、血红蛋白)。注意是否存在抗凝治疗的禁忌证,如活动性出血、凝血功能障碍、未控制的严重高血压等。对于确诊的肺血栓栓塞症病例,大部分为相对禁忌证。普通肝素的推荐用法为 3 000~5 000 IU 或按 80 IU/kg 静脉推注,继之以 18 IU/(kg·h)持续静脉滴注。在开始治疗后的最初 24 小时内每 4~6 小时(常为 6 小时)测定活化部分凝血活酶时间,根据活化部分凝血活酶时间调整剂量,尽快使活化部分凝血活酶时间达到并维持于正常值的 1.5~2.5 倍。达稳定治疗水平,改每天测定活化部分凝血活酶时间 1 次。使用肝素抗凝务求有效水平,若抗凝不充分将严重影响疗效并可导致血栓复发率的显著增高,可参考表 1-6 调整肝素用量。

肝素也可用皮下注射方式给药,一般先予静脉滴注负荷量 3 000~5 000 IU,然后按 250 IU/kg 剂量每 12 小时皮下注射 1 次。调节注射剂量使在下一次注射前1 小时内的活化部分凝血活酶时间达到治疗水平。

表 1-6　根据活化部分凝血活酶时间监测结果调整静脉肝素用量的方法

活化部分凝血活酶时间	初始剂量及调整剂量	下次活化部分凝血活酶时间测定的间隔（小时）
治疗前测基础活化部分凝血活酶时间	初始剂量：80 IU/kg 静脉推注，然后按 18 IU/(kg·h)静脉滴注	4～6
活化部分凝血活酶时间＜35 秒（＜1.2 倍正常值）	予 80 IU/kg 静脉推注，然后增加静脉滴注剂量 4 IU/(kg·h)	6
活化部分凝血活酶时间 35～45 秒（1.2～1.5 倍正常值）	予 40 IU/kg 静脉推注，然后增加静脉滴注剂量 2 IU/(kg·h)	6
活化部分凝血活酶时间 46～70 秒（1.5～2.3 倍正常值）	无须调整剂量	6
活化部分凝血活酶时间 71～90 秒（2.3～3.0 倍正常值）	减少静脉滴注剂量 2 IU/(kg·h)	6
活化部分凝血活酶时间＞90 秒（＞3 倍正常值）	停药 1 小时，然后减少剂量 3 IU/(kg·h)后恢复静脉滴注	6

活化部分凝血活酶时间并不是总能可靠地反映血浆肝素水平或抗栓效果。若有条件可测定血浆肝素水平，使之维持在 0.2～0.4 IU/mL（鱼精蛋白生物检定法）或 0.3～0.6 IU/mL，作为调整肝素剂量的依据。

肝素可能会引起血小板减少症，若血小板持续降低达 30％以上，或血小板计数＜$10×10^9$/L，应停用肝素。

2.低分子肝素

不需监测活化部分凝血活酶时间和调整剂量，但对过度肥胖者或孕妇监测血浆抗 Xa 因子活性，并据调整用量。

（1）达肝素：200 anti-XaIU/(kg·d)皮下注射，单次剂量≤18 000 IU。

（2）依诺肝素：1 mg/kg 皮下注射，12 小时 1 次；或 1.5 mg/(kg·d)皮下注射，单次总量≤180 mg。

（3）低分子肝素：86 anti-XaIU/(kg·d)皮下注射。

（4）华法林：可以在肝素开始应用后的第 1～3 天加用，初始剂量为 3.0～5.0 mg。由于肝素需至少重叠 5 天，当连续两天测定的国际标准化比值达到2.5(2.0～3.0)时或凝血酶原时间延长至 1.5～2.5 倍时，即可停止使用肝素，单独口服华法林治疗。疗程至少为 6 个月。对于栓子来源不明的首发病例，需至少给予 6 个月的抗凝；对癌症、抗磷脂抗体综合征、抗凝血酶Ⅲ缺乏、复发性静脉血栓栓塞症、易栓症等，给予抗凝治疗 12 个月或以上，甚至终身抗凝。妊娠期间禁用华法林，可用肝素或低分子肝素治疗。

第二章

循环系统疾病

第一节 高 血 压

高血压是以体循环动脉压升高为主要表现的临床综合征,动脉压的持续升高可导致靶器官如心、肾、脑和血管的损害,并伴全身代谢改变。高血压是多种心、脑血管疾病的重要病因和危险因素,是最常见的心血管疾病。可分为原发性及继发性两大类,前者占高血压患者总数的 95% 以上,又称高血压病;后者不足 5%。

高血压的定义为在未用抗高血压药情况下,收缩压≥18.7 kPa(140 mmHg)和(或)舒张压≥12.0 kPa(90 mmHg),按血压水平将高血压分为 1、2、3 级。收缩压≥18.7 kPa(140 mmHg)和舒张压<12.0 kPa(90 mmHg)定义为单纯性收缩期高血压。患者既往有高血压史,目前正在用抗高血压药,血压虽然<15.3/12.0 kPa(40/90 mmHg),亦应诊断为高血压。按血压水平分级如表 2-1。

表 2-1　高血压分级

类别	收缩压(mmHg)	舒张压(mmHg)
正常血压	<120	<80
正常高值	120~139	80~89
高血压	≥140	≥90
1级高血压(轻度)	140~159	90~99
2级高血压(中度)	160~179	100~109
3级高血压(重度)	≥180	≥110
单纯收缩期高血压	≥140	<90

一、诊断

(一)血压变化

高血压初期血压呈波动性,血压可暂时升高,但仍可自行下降和恢复正常。血压升高与情绪激动、精神紧张、焦虑及活动有关,休息或祛除诱因,血压便会下降。同一天内的血压可呈明显变化。随病程迁延,尤其在并发靶器官损害或并发症之后,血压逐渐呈稳定和持续性升高,此时血压虽仍有波动,但多数时间处于正常水平之上。

(二)症状

大多数起病缓慢、渐进,一般缺乏特殊的临床表现。常见症状有头晕、头痛、颈项板紧、疲劳、心悸等,呈轻度持续性,在紧张或劳累后加重,与血压水平不一定有关,多数症状可自行缓解。也可出现视力模糊、鼻出血等较重症状。约有1/5患者无症状,仅在测量血压或发生心、脑、肾等并发症时才被发现。

(三)实验室和辅助检查

1.血压的测量

血压测量是诊断高血压及评估其严重程度的主要手段,目前主要用以下3种方法。

(1)诊所血压测量:是目前临床诊断高血压和分级的标准方法,由医护人员在标准条件下按统一的规范进行测量。

(2)家庭自测血压:对于评估血压水平及严重程度、评价降压效应、改善治疗依从性、增强治疗的主动参与具有独特优点,且无白大褂效应,可重复性较好。目前,患者家庭自测血压在评价血压水平和指导降压治疗上已经成为诊所血压的重要补充。然而,对于精神焦虑或根据血压读数常自行改变治疗方案的患者,不建议自测血压。

(3)动态血压测量:应使用符合国际标准的监测仪。动态血压测量在临床上可用于诊断白大褂性高血压、隐蔽性高血压、顽固难治性高血压、发作性高血压或低血压,评估血压升高严重程度。正常值推荐以下国内参考标准:24小时平均值<17.3/10.7 kPa(130/80 mmHg),白昼平均值<18.0/11.3 kPa(135/85 mmHg),夜间平均值<16.7/10.0 kPa(125/75 mmHg)。正常情况下,夜间血压平均值比白昼血压值低10%～15%。目前主要应用于临床研究,如评估心血管调节机制、预后意义、新药或治疗方案疗效考核等,且不能取代诊所血压测量。

2.眼底检查

高血压眼底改变可分为4级。其中1级和2级视网膜病变患病率在高血压患者中达78%,故其对在总心血管危险分层中作为靶器官损害的证据尚有疑问。而3级和4级视网膜病变则肯定是严重高血压并发症,故眼底发现出血、渗出和视盘水肿列为临床并存情况。

3.脑的检查

头颅 CT、MRI 检查是诊断脑卒中的标准方法。MRI 检查对有神经系统异常的高血压患者是可行的。老年认知功能障碍至少部分与高血压有关,故对老年高血压可做认知评估。

4.肾功能的检查评估

高血压肾脏损害的诊断主要依据血肌酐升高、肌酐清除率降低和尿蛋白(微量清蛋白尿或大量清蛋白尿)排泄率增加。高尿酸血症[血清尿酸水平>416 μmol/L(7 mg/dL)]常见于未治疗的高血压患者,高尿酸血症与肾硬化症相关。血肌酐浓度升高提示肾小球滤过率减少,而排出清蛋白增加提示肾小球过滤屏障功能紊乱。微量清蛋白尿强烈提示1型糖尿病和2型糖尿病患者出现了进展性糖尿病肾病,而蛋白尿常提示肾实质损害。非糖尿病的高血压患者伴有微量清蛋白尿,对心血管事件有预测价值。因此,建议所有高血压患者均测定血肌酐、血清尿酸和尿蛋白。

5.血液生化检查

有助于发现相关的危险因素和靶器官损害。

6.特殊检查

如果为了更进一步了解高血压患者病理生理状况和靶器官结构与功能变化,可以有目的地选择一些特殊检查,如24小时动态血压监测、踝/臂血压比值、心率变异、颈动脉内膜中层厚度、动脉弹性功能测定、血浆肾素活性等。

二、鉴别诊断

一旦诊断为高血压,必须鉴别是原发性高血压还是继发性高血压。成人高血压中有5%～10%可查出高血压的具体原因。通过临床病史、体格检查和常规实验室检查可对继发性高血压进行简单筛查。以下线索提示有继发性高血压可能:严重或顽固性高血压,年轻时发病,原来控制良好的高血压突然恶化,突然发病,合并周围血管病的高血压。

(一)肾实质性高血压

肾实质性高血压是最常见的继发性高血压(以慢性肾小球肾炎最为常见,其他包括结构性肾病和梗阻性肾病等)。应对所有高血压患者初诊时进行尿常规检查以筛查排除肾实质性高血压。体检时双侧上腹部如触及块状物,应疑为多囊肾,并做腹部超声检查,有助于明确诊断。测尿蛋白、红细胞和白细胞及血肌酐浓度等,有助于了解肾小球及肾小管功能。

(二)肾血管性高血压

肾血管性高血压是继发性高血压的第二原因。国外肾动脉狭窄患者中有75%是由动脉粥样硬化所致(尤其在老年人)。在我国,大动脉炎是年轻人肾动脉狭窄的重要原因之一。纤维肌性发育不良在我国较少见。肾动脉狭窄体征是脐上闻及向单侧传导的血管杂音,但不常见。实验室检查有可能发现高肾素、低血钾。肾功能进行性减退和肾脏体积缩小是晚期患者的主要表现。肾动脉超声检查、增强/螺旋 CT、磁共振血管成像、数字减影血管造影有助于诊断,肾动脉彩色多普勒超声检查是敏感和特异性很高的无创筛查手段,肾动脉造影可确诊。

(三)嗜铬细胞瘤

嗜铬细胞瘤起源于肾上腺髓质、交感神经节和体内其他部位嗜铬组织,肿瘤间歇或持续释放过多肾上腺素、去甲肾上腺素与多巴胺。临床表现变化多端,典型的发作表现为阵发性血压升高伴心动过速、头痛、出汗及面色苍白。在发作期间可测定血或尿儿茶酚胺或其代谢产物 3-甲氧基-4-羟基扁桃酸,若有显著增高,提示嗜铬细胞瘤。超声、放射性核素、CT 或 MRI 等检查可做定位诊断。嗜铬细胞瘤大多为良性,约有 10%嗜铬细胞瘤为恶性,手术切除效果好。

(四)原发性醛固酮增多症

检测血钾水平可作为筛查方法。停用影响肾素的药物(如 β 受体阻滞剂、血管紧张素转化酶抑制剂)后,血浆肾素活性显著低下[<1 ng/(mL·h)],且血浆醛固酮水平明显升高提示该病。血浆醛固酮(ng/dL)与血浆肾素活性[ng/(mL·h)]比值>50,高度提示原发性醛固酮增多症。CT 或 MRI 检查有助于确定是腺瘤或增生。

(五)库欣综合征

80%的库欣综合征患者伴高血压,患者典型体征常提示此综合征。可靠指标是测定 24 小时尿氢化可的松水平,>110 nmol/L(40 ng)高度提示本病。

(六)药物诱发的高血压

升高血压的药物有甘草、口服避孕药、类固醇、非甾体抗炎药、可卡因、苯丙胺、促红细胞生成素和环孢素等。

(七)主动脉缩窄

主动脉缩窄多数为先天性,少数为多发性大动脉炎所致。临床表现为上臂血压升高,而下肢血压不高或降低。在肩胛间区、胸骨旁、腋部有侧支循环的动脉搏动和杂音,腹部听诊有血管杂音。胸部 X 线检查可见肋骨受侧支动脉侵蚀引起的切迹。主动脉造影可确诊。

三、治疗

治疗高血压的主要目的是最大限度地降低心血管发病和死亡总危险。这需要治疗所有已明确的可逆危险因素,包括吸烟、血脂异常和糖尿病。心血管病危险与血压之间的相关呈连续性,在正常血压范围内并无最低阈值。经降压治疗后,在患者能耐受的前提下,血压水平降低,危险亦降低。国际大量随机化对照的降压临床试验结果显示收缩压每降低 1.3~1.9 kPa(10~14 mmHg)和(或)舒张压每降低 0.7~0.8 kPa(5~6 mmHg),脑卒中危险减少 2/5,冠心病减少 1/6,总的主要心血管事件减少 1/3。据我国 4 项临床试验的综合分析,收缩压每降低 1.2 kPa(9 mmHg)和(或)舒张压每降低 0.5 kPa(4 mmHg),脑卒中危险减少 36%,冠心病减少 3%,总的主要心血管事件减少 34%。普通高血压患者的血压(收缩压和舒张压)均应严格控制在 18.7/12.0 kPa(140/90 mmHg)以下;糖尿病和肾病患者的血压则应降至 17.3/10.7 kPa(130/80 mmHg)以下;老年人收缩压降至 20.0 kPa(150 mmHg)以下,如能耐受,还可进一步降低。

(一)非药物治疗

1.合理膳食

(1)减少钠盐摄入:高血压的发病率与钠盐的摄入量呈线性正相关。降低钠盐的摄入量即可降低血压。世界卫生组织建议每人每天食盐量不超过 6 g。如果北方居民减少日常用盐 1/2,南方居民减少 1/3,则基本接近世界卫生组织建议。

(2)减少膳食脂肪:烹调菜肴时,应尽量不用猪油、黄油、骨髓油等动物油,最好用香油、花生油、豆油、菜籽油等植物油。应尽量减少肥肉、动物内脏及蛋类的摄入。高糖饮食会引起糖耐量异常及胰岛素抵抗,此两者是冠心病和高血压的危险因素。总热量摄入过多,会引起超重和肥胖,而超重和肥胖是引起高血压的三大危险因素之一,因此不应进食过多、过饱。

2.控制体重

前瞻性研究表明,肥胖者高血压的患病率是正常人群的 2～6 倍,儿童期的肥胖是成年发生高血压的基础,因此儿童和青少年是限制体重的理想人群。建议体质指数(kg/m^2)应控制在 24 以下。减重的方法一方面是减少总热量的摄入,强调少脂肪并限制过多碳水化合物的摄入,另一方面则需增加体育锻炼,如跑步、打太极拳、做健美操等运动。

3.运动

经常坚持运动或体力活动可以降低静息血压,减少运动时血压和心率上升的幅度。关于运动的降压机制,目前还不十分清楚,可能与运动引起周围血管扩张,增加钠的排出,降低肾素-血管紧张素系统活性有关。运动还可减轻体重,提高胰岛素的敏感性,降低血脂等,亦有助于降低血压。运动应循序渐进,先从轻度开始,逐渐增加运动量,运动后应无明显不适感。如运动中出现明显呼吸困难、心慌、胸痛,应立即停止运动,到医院检查。

4.限制饮酒

尽管有研究表明非常少量饮酒可能会减少冠心病发病的危险,但是饮酒和血压水平及高血压患病率之间却呈线性相关,大量饮酒可诱发心脑血管事件发生。

5.减轻精神压力

一些不良的情绪如暴怒、紧张、烦躁、焦虑、压抑等会通过增加有关激素的分泌,促使小动脉痉挛收缩而使血压波动、升高。长期精神压力和心情抑郁是引起高血压和其他一些慢性病的重要原因之一,对于高血压患者,这种精神状态常使他们较多采用不健康的生活方式,如酗酒、吸烟等,并降低对高血压治疗的依从性。对有精神压力和心理不平衡的人,应减轻精神压力和改变心态,要正确对待自己、他人和社会,积极参加社会和集体活动。但是,目前尚无对照性研究证实避免精神紧张或精神放松治疗可明显改善血压。

(二)药物治疗

药物治疗的目标是降低血压,使其达到相应患者的目标水平,通过降压治疗使高血压患者的心血管发病率和死亡总危险降低。近 40 多年来降压药不断问世,应用降压药成为高血压治疗的主要措施。对各种降压药的临床应用来自科学的评估,主要是随机临床试验。通常以致死和非致死性心血管事件的发生率作为终点予以衡量。在临床试验中将一种降压药与安慰剂比较以了解该药的疗效与安全性,或进行不同降压药的比较以了解不同治疗方法的收益。受试人群数量大、随访时间长的试验价值较大,常成为药物治疗和选择的依据。此外,以

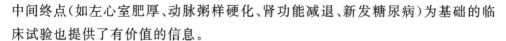

中间终点(如左心室肥厚、动脉粥样硬化、肾功能减退、新发糖尿病)为基础的临床试验也提供了有价值的信息。

1.降压药治疗原则和策略

降压药的共同作用为降低血压,不同类别降压药可能有降压以外作用的差别,这些差别是在不同患者选用药物时的主要参考。高血压时的降压治疗应采取以下原则。

(1)采用较小的有效剂量以获得疗效且使不良反应最小,如有效而不满意,可逐步增加剂量以获得最佳疗效。

(2)为了有效地防止靶器官损害,要求 24 小时内血压稳定在目标范围内,如此可以防止从夜间较低血压到清晨血压突然升高而致脑卒中、心脏病发作或猝死。要达到此目的,最好使用每天 1 次给药而有持续 24 小时作用的药物。其标志之一是降压谷峰比值>50%,此类药物还可增加治疗的依从性。

(3)为使降压效果增大而不增加不良反应,用低剂量单药治疗疗效不满意时可以采用两种或多种降压药物联合治疗。事实上,2 级以上高血压为达到目标血压常需联合降压药治疗。

(4)大多数慢性高血压患者应该在几周内逐渐使血压降低至目标水平,这样对远期事件的降低有益。推荐应用长作用制剂,其作用可长达 24 小时,每天服用 1 次,这样可以减少血压的波动,降低主要心血管事件的发生危险和防治靶器官损害,并提高用药的依从性。强调长期有规律地抗高血压治疗,达到有效、平稳、长期控制的要求。

(5)根据基线血压水平、有无靶器官损害和危险因素,选用单药治疗或联合治疗。①单药治疗:起始时用低剂量单药,若血压不能达标,则增加剂量至足量或换用低剂量的另一种药物,若仍不能使血压达标,则将后一种药物用至足量,或改用联合药物治疗。起始用低剂量单药的优点是可以了解患者对各种药物的疗效和耐受性的情况,但需要时间。②联合治疗:起始即联合应用两种低剂量药物,若血压不能达标,则可将其中 1 种药物的剂量增至足量,或添加低剂量第 3 种药物,若血压仍不能达标,则将 3 种药物的剂量调至有效剂量。联合用药的目的是希望有药物协同治疗作用而相互抵消不良作用,固定的复方制剂虽不能调整个别药物的剂量,但使用方便,有利于提高治疗依从性。联合用药时每种药的剂量不大,药物间治疗作用应有协同或至少相加的作用,其不良反应可以相互抵消或至少不重叠或相加。联合使用的药物品种不宜过多,以避免复杂的药物相互作用。合理的配方还要考虑各药作用时间的一致性、配比成分的剂量比优选。因此,药物的配伍应有其药理学基础。现有的临床试验结果支持以下类别降压药的组合:利尿剂和β受体阻滞剂、利尿剂和血管紧张素转化酶抑制剂或血管紧张素Ⅱ受体阻滞剂、钙通道阻滞剂(二氢吡啶类)和β受体阻滞剂、钙通道阻滞剂和血管紧张素转化酶抑制剂或血管紧张素Ⅱ受体阻滞剂、钙通道阻滞剂和利尿剂。

2.降压药物的种类

当前常用于降压的药物主要有利尿剂、β受体阻滞剂、血管紧张素转化酶抑制剂、血管紧张素Ⅱ受体阻滞剂、钙通道阻滞剂。

(1)利尿剂:有噻嗪类、髓袢利尿药和保钾利尿剂3类。各类型降压疗效相仿,噻嗪类使用最多,常用氢氯噻嗪和氯噻酮。主要通过排钠、减少细胞外容量、降低外周血管阻力发挥降压作用。起效较为平稳、缓慢,持续时间相对较长,作用持久,服药2~3周后作用达高峰。适用于轻、中度高血压,在盐敏感性高血压、合并肥胖或糖尿病、更年期女性和老年高血压人群中有较强降压效应。利尿剂能增强其他降压药的疗效。利尿剂的主要不良反应是低钾血症和影响血脂、血糖和血尿酸代谢。不良反应往往发生在大剂量时,因此,目前推荐使用小剂量。以氢氯噻嗪为例,每天剂量≤25 mg。不良反应主要是乏力、尿量增多,痛风患者禁用。保钾利尿剂可引起高血钾,不宜与血管紧张素转化酶抑制剂合用,肾功能不全者禁用。髓袢利尿药可用于肾功能不全。

(2)β受体阻滞剂:按其对β受体的阻滞选择性可分为3代。①第1代:非选择性,同时阻断β_1受体、β_2受体,代表药物有普萘洛尔等;②第2代:选择性,只阻断β_1受体,代表药物有美托洛尔等;③第3代:非选择性基础上增加了α_1受体阻滞和扩血管作用,代表药物有卡维地洛等。

(3)血管紧张素转化酶抑制剂:近十几年,以卡托普利为代表的血管紧张素转化酶抑制剂用于治疗原发性高血压和充血性心力衰竭已获得广泛认可,并且占有很重要的地位。目前已上市的血管紧张素转化酶抑制剂类产品有20余种,大部分新药作用持续时间长,可每天用药1次。血管紧张素转化酶抑制剂除有较强的降压作用外,还能逆转血管壁和心脏的不良重塑,恢复其结构和功能。血管紧张素转化酶抑制剂能改善胰岛素抵抗,预防或逆转肾小球基底膜的糖化,有效延缓胰岛素依赖型糖尿病患者,特别是有蛋白尿患者的肾脏病进程,改善预后。血管紧张素转化酶抑制剂对糖、脂代谢无不良作用。研究发现,血管紧张素Ⅱ不仅能通过收缩血管及促进醛固酮分泌导致血压升高,而且还有促进细胞增殖,导致心肌肥厚等作用,参与高血压患者靶器官损伤的过程。高血压时肾素-血管紧张素-醛固酮系统(renin-angiotensin-aldosterone system,RAAS)被激活,因此所有抑制或阻断 RAAS 的药物对高血压患者的靶器官损伤都可能有保护作用。血管紧张素转换酶并非生成血管紧张素Ⅱ的唯一酶,血管紧张素Ⅱ也可以通过其他的酶(如糜蛋白酶等)催化生成。血管紧张素转化酶抑制剂不能阻断由非血管紧张素转换酶途径生成的血管紧张素Ⅱ,故其对 RAAS 的抑制作用是不完全的。长期应用血管紧张素转化酶抑制剂的患者其血管紧张素Ⅱ水平会间歇性恢复或接近正常水平,其最突出的不良反应是使缓激肽降解受阻而致缓激肽含量升高并作用于呼吸道引起干咳。而具有磷酰基及双通道代偿性清除途径的福辛普利可使血管紧张素转化酶抑制剂有关的咳嗽明显减轻或消除。

(4)血管紧张素Ⅱ受体阻滞剂:常用的有氯沙坦、缬沙坦、伊贝沙坦、替米沙坦和坎地沙坦。降压作用主要通过阻滞组织的血管紧张素Ⅱ受体亚型 AT₁ 实现,因此更充分有效地阻断血管紧张素Ⅱ的水钠潴留、血管收缩与组织重构作用。近年来,人们注意到阻滞 AT₁ 的负反馈引起的血管紧张素Ⅱ增加,可激活另一受体亚型 AT₂,能进一步拮抗 AT₁ 的生物学效应。血管紧张素Ⅱ受体阻滞剂降压作用起效缓慢,但持久而平稳,一般在 6~8 周时才达最大作用,作用持续时间能达到 24 小时以上。低盐饮食或与利尿剂联合使用能明显增强疗效。多数血管紧张素Ⅱ受体阻滞剂随剂量增大降压作用增强,治疗剂量窗较宽。最大的特点是直接与药物有关的不良反应很少,不引起刺激性干咳,持续治疗的依从性高。血管紧张素Ⅱ受体阻滞剂在治疗对象和禁忌证方面与血管紧张素转化酶抑制剂相同,不仅是血管紧张素转化酶抑制剂不良反应时的替换药,更具有自身疗效特点。

(5)钙通道阻滞剂:根据药物核心分子结构和作用于 L 型钙通道不同的亚单位,分为二氢吡啶类和非二氢吡啶类,前者以硝苯地平为代表,后者有维拉帕米和地尔硫䓬。根据药物作用持续时间,钙通道阻滞剂又可分为长效钙通道阻滞剂和短效钙通道阻滞剂。长效钙通道阻滞剂包括长半衰期药物,如氨氯地平;脂溶性膜控型药物,如拉西地平和乐卡地平;缓释或控释制剂,如非洛地平缓释片、硝苯地平控释片。降压作用主要通过阻滞细胞外钙离子经电压依赖 L 型钙通道进入血管平滑肌细胞内,减弱兴奋-收缩耦联,降低阻力血管的收缩反应性。钙通道阻滞剂还能减轻血管紧张素Ⅱ和 α₁ 肾上腺素能受体的缩血管效应,减少肾小管钠重吸收。钙通道阻滞剂降压起效迅速而强力,降压疗效和降压幅度相对较强,短期治疗一般能降低血压 10%~15%,剂量与疗效呈正相关,疗效的个体差异性较小,与其他类型降压药物联合治疗能明显增强降压作用。除心力衰竭外较少有治疗禁忌证,对血脂、血糖等代谢无明显影响,长期控制血压的能力和服药依从性较好。相对于其他种类降压药物,钙通道阻滞剂还具有以下优势:①在老年患者有较好的降压疗效;②高钠摄入不影响降压疗效;③非甾体抗炎药不干扰降压作用;④对嗜酒的患者也有显著降压作用;⑤可用于合并糖尿病、冠心病或外周血管病患者;⑥长期治疗时还具有抗动脉粥样硬化作用。主要缺点是开始治疗阶段有反射性交感活性增强,尤其是在使用短效制剂时可引起心率增快、面部潮红、头痛、下肢水肿等。非二氢吡啶类抑制心肌收缩及自律性和传导性,不宜在心力衰竭、窦房结功能低下或心脏传导阻滞患者中应用。

除了上述五大类主要的降压药物外,在降压药发展历史中还有一些药物,包括交感神经抑制剂,如利血平、可乐定;直接血管扩张剂,如肼屈嗪;α_1 受体阻滞剂,如哌唑嗪、特拉唑嗪、多沙唑嗪,曾多年用于临床并有一定的降压疗效,但因不良反应较多,目前不主张单独使用,但在复方制剂或联合治疗时仍在使用。

对大多数非重症或非急症高血压,要寻找其最小有效耐受剂量药物,也不宜降压太快。故开始给小剂量药物,经 1 个月后,若疗效不够而不良反应少或可耐受,则可增加剂量;若出现不良反应不能耐受,则改用另一类药物。随访期间血压的测量应在每天的同一时间,对重症高血压患者,应及早控制其血压,可以较早递增剂量和合并用药。随访时除询问患者主观感觉外,还要做必要的化验检查,以了解靶器官状况和有无药物不良反应。对于非重症或非急症高血压,经治疗血压长期稳定达 1 年以上者,可以考虑减少剂量,目的为减少药物的可能不良反应,但以不影响疗效为前提。

第二节　肺动脉高压

肺动脉高压是以肺小动脉的血管痉挛、内膜增生和重构为主要特征的一种疾病。肺小动脉的血管增生和重构导致肺血管阻力进行性增加,最终引起右心室功能衰竭和死亡。我国有关肺动脉高压的诊断标准为在海平面水平呼吸空气,静息状态下肺动脉收缩压＞4.0 kPa(30 mmHg)、肺动脉平均压＞2.7 kPa(20 mmHg)或者运动状态下肺动脉平均压＞4.0 kPa(30 mmHg)。最近世界卫生组织定义肺动脉高压的标准为静息状态下肺动脉平均压＞3.3 kPa

(25 mmHg)或运动时肺动脉平均压>4.0 kPa(30 mmHg)。该病的演变呈进行性加重,以肺血管阻力升高为特征,其产生与血管收缩、血管壁重建及原位血栓形成 3 种因素的综合作用有关。升高的血管阻力增加右心室负荷,其结果导致右心功能损伤。

无论是特发性肺动脉高压还是继发于其他疾病的肺动脉高压,肺动脉高压的准确发病率均不清楚。在欧洲和美国,特发性肺动脉高压和家族性肺动脉高压每年每百万人中至少有 2 人发病,如果考虑各种类型的肺动脉高压患者,估计其发病率不低,因为先天性心脏病和结缔组织病合并肺动脉高压的患者数量很多。特发性肺动脉高压患者多为青中年女性,其预后很差,在前列环素时代之前一经诊断平均生存时间为 2.8 年,先天性左向右分流伴肺动脉高压患者平均死亡年龄为(32.5±14.6)岁。随着治疗肺动脉高压的新药物出现,肺动脉高压患者的预后有了明显改善。

一、诊断

(一)临床表现

肺动脉高压本身没有特异性临床表现,最常见的首发症状是活动后气短、晕厥或眩晕、胸痛、咯血等。其中以气短最为常见,标志右心功能不全,而晕厥或眩晕的出现,标志患者每搏输出量已经明显下降。如果患者有其他症状,如咳嗽、咳痰,尤其是症状已发生较长时间,往往提示患者的肺动脉高压为相关疾病所致。

(二)心电图检查

心电图无法确诊肺动脉高压,但是可以帮助我们估测病情严重程度、治疗是否有效、肺动脉高压分类。

肺动脉高压特征性的心电图改变有电轴右偏、Ⅰ导联出现 S 波、右心室肥厚高电压,右胸前导联可出现 ST-T 波低平或倒置。

(三)X 线检查

肺动脉高压患者胸部 X 线检查征象有主肺动脉及肺门动脉扩张,伴外周肺血管稀疏("截断现象")。胸部 X 线检查对诊断和评价肺动脉高压的价值不如心电图,但可以发现原发性肺部疾病,胸膜疾病,心包钙化,或者心内分流性畸形,因为后者可出现肺血增多。

(四)超声心动图

超声心动图是筛选肺动脉高压最重要的无创性检查方法,在不合并肺动脉瓣狭窄及流出道梗阻情况时,肺动脉收缩压等于右心室收缩压。可通过多普勒超声心动图测量收缩期右心室与右心房压差来估测右心室收缩压。按照改良伯努利公式,右心房、室压差$\approx 4\ V^2$,V是三尖瓣最大反流速度(m/s)。目前国际推荐超声心动图拟诊肺动脉高压的肺动脉收缩压标准为$\geqslant 5.3$ kPa(40 mmHg)。多普勒超声心动图拟诊肺动脉高压除了特征性征象三尖瓣反流并估测肺动脉收缩压之外,还要合并右心室扩张、肥厚等征象。有些患者只有运动时才会发生肺动脉压升高,因此有必要对有危险因素的患者进行运动负荷超声心动图检查。

(五)右心导管检查

右心导管检查不仅是确诊肺动脉高压的"金标准",也是诊断和评价肺动脉高压必不可少的检查手段。应该积极开展标准的右心导管检查。一般认为以下指标是右心导管检查所必须获得的参数:①心率和体循环血压;②上下腔静脉压力和血氧饱和度;③右心房、右心室收缩压,舒张压及平均压和血氧饱和度;④肺动脉收缩压、舒张压及平均压和血氧饱和度;⑤心排血量;⑥心指数;⑦全肺血管阻力;⑧小肺动脉阻力;⑨体循环阻力;⑩肺毛细血管嵌顿压:临床诊断肺动脉高压时,肺毛细血管楔压必须< 2.0 kPa(15 mmHg)。为了完成肺毛细血管嵌顿压的测量,目前推荐使用带有球囊的漂浮导管来完成右心导管检查。

(六)6分钟步行距离试验

6分钟步行距离试验是评价肺动脉高压患者活动耐量状态最重要的检查方法。在西方临床肺动脉高压治疗中心,第1次入院的肺动脉高压患者在开始治疗之前都要进行此项评价试验,而且患者第1次住院的6分钟步行距离试验结果与预后有明显的相关性。此外,6分钟步行距离试验也是评价治疗是否有效的关键方法,在多个评价治疗肺动脉高压新药的随机多中心临床试验内,都是以6分钟步行距离试验结果的增减数值为主要终点事件。

(七)肺动脉造影

肺动脉造影的指征有以下3点。

(1)临床怀疑有血栓栓塞性肺动脉高压而无创检查不能提供充分证据。

(2)临床考虑为中心型慢性血栓栓塞性肺动脉高压而有手术指征,术前需完成肺动脉造影以指导手术。

(3)临床诊断患者为肺血管炎,需要了解患者肺血管受累程度。

二、治疗

肺动脉高压患者的基本治疗非常重要,主要是针对基础疾病和相关危险因素进行治疗,如给低氧血症的患者吸氧,对阻塞性睡眠呼吸暂停的患者给予持续正压通气和吸氧治疗,对慢性血栓栓塞性疾病患者给予抗凝甚至肺动脉血栓内膜剥脱术治疗等。正确认识并处理基础疾病和相关因素是治疗肺动脉高压的根本。肺动脉高压的传统治疗主要包括华法林抗凝、吸氧、利尿剂和地高辛等。主要是针对右心功能不全和肺动脉原位血栓形成。

第三节　急性心肌梗死

急性心肌梗死(acute myocardial infarction,AMI)为心肌氧供需不平衡引起心肌组织损伤所致的临床综合征,心肌细胞死亡比较集中,这有别于其他形式的细胞死亡,后者往往呈弥漫性。

一、诊断

(一)临床表现

心肌梗死的临床表现不尽相同,虽然 AMI 发作前大多数患者有胸部不适,20%以上患者为缺血性心脏病的首发表现,20%～30%的患者不能立刻做出心肌梗死的诊断,但通常还是有症状的。

心肌梗死最常见的症状为胸痛,通常被描述为"压榨性""钝痛""挤压痛"。因个体差异,语言表达能力不同,或存在伴随疾病,其描述的症状不尽相同。疼痛通常位于胸部中心,可放射至左臂和颈部。一般的缺血性心脏病患者休息后胸痛可缓解,而心肌梗死患者可表现为烦躁,疼痛时患者将手置于胸骨上。这些临床体征和症状原来仅表现于男性,现在也越来越多地表现于女性,但女性患者症状常更不典型。

糖尿病发生心肌梗死可有不典型的症状,其典型的症状为腹痛,与胆结石引起的症状相似。老年患者常表现为心力衰竭,仅有部分患者表现为胸痛。患者有缺血症状(如阵发性呼吸困难)或不典型胸痛即应考虑心肌梗死的诊断。患者也可表现为锐痛,放射至背部。这些患者可能仅有心包炎,或梗死引起的心包炎,或主动脉夹层而不伴心肌梗死。可同时存在很多相关症状和体征,如呼吸困难、出汗、恶心、呕吐和胸痛时用抗心绞痛药物有效等。虽然阳性发现更应该考虑缺血性心脏病的诊断,但没有这些表现也不能排除该疾病。

(二)体格检查

体格检查的个体差异很大,可以表现为显著异常,出现严重心力衰竭的体征,亦可完全正常。缺血性心脏病可闻及第四心音。在梗死面积大的患者可扪及室壁运动异常,尤其要注意心力衰竭的体征如颈静脉怒张、第三心音、肺部啰音等。也应注意心脏机械功能障碍(如二尖瓣反流、室间隔穿孔、心室游离壁破裂)产生的杂音。

(三)标志物检查

对疑有急性缺血性心脏病而诊断心肌梗死的患者需要心肌坏死的证据。常常有心脏损伤导致的分子标志物升高。

1.肌钙蛋白是首选标志物

血浆肌钙蛋白 TnT 和 TnI 较肌酸激酶(creatine kinase,CK)更敏感,具有绝对心脏特异性,但因其太敏感,在非缺血损伤时亦有肌钙蛋白升高。这样,诊断 AMI 需要临床、心电图或其他证据(冠脉造影)。在心肌梗死发生后 4~6 小时肌钙蛋白升高,持续 8~12 天。此标志物可回顾性诊断 AMI,而不需要检测乳酸脱氢酶。ST 段抬高型心肌梗死患者,肌钙蛋白在入院时就升高,无论采取哪种方法行再灌注治疗,其血管再通率低,愈后差。ST 段压低若伴肌钙蛋白升高则标志愈后差,即使升高并不明显,亦有意义。但此类患者用低分子肝素及血小板 IIb/IIIa 受体拮抗剂有效。有缺血性心脏病危险因素的患者出现胸痛,如肌钙蛋白升高应高度怀疑冠心病。在 AMI 后肌钙蛋白升高持续达 2 周,因此有助于弥补心肌损伤的短期标志物(如 CK)测定的局限性,可发现存在了几天或几周的心肌损伤。

若存在冠脉再通,无论为自发性、药物性或机械性,都改变所有的标志物在循环中出现的时段,因为标志物从心脏洗出迅速地增加,导致其在血浆中的浓度迅速增加,从而能在心肌梗死后 2 小时内做出诊断。虽然血管开通能根据标志物升高来判定,但对区别恢复血流 TIMI 2 级或 TIMI 3 级则十分不准确。若想利用峰值作为心肌梗死面积的替代指标,应根据峰值高低而定。

2.其他分子标志物

心肌损伤的标志物升高为诊断心肌梗死的重要依据,肌红蛋白从受损心肌释放相当早,对检测梗死很敏感,但它不具特异性,因为轻微骨骼肌损伤也释放肌红蛋白。肌红蛋白经肾排出,肾小球滤过率的轻度下降可使肌红蛋白升高,其他早期升高的标志物如肌酸激酶同工酶与肌红蛋白敏感性和特异性相似。过去数年肌酸激酶同工酶为首选标志物。CK 峰形曲线足以用于心肌梗死的诊断，在心肌梗死后 CK 释放典型的病例，心肌梗死发作后 6～12 小时酶浓度超过上限，18～24 小时达到峰值，48 小时内回到基线。但此酶亦能从骨骼肌释放，如果其升高但无峰值出现，应怀疑从骨骼肌释放，通常为慢性骨骼肌肉病变所致。甲状腺功能减退（清除延迟）、肾衰竭及部分肌病病例可致 CK 升高。肌酸激酶同工酶占总 CK 的比例不是诊断心肌梗死的可靠标准。

（四）心电图检查

仅有小部分心电图具有心肌梗死特异性。一般来说，ST 段弓背抬高对诊断 AMI 具有高度特异性。下壁心肌梗死的患者应检测全部右心导联，V_{3R} 或 V_{4R} 导联 ST 段抬高可诊断为右心室梗死，V_1、V_2 导联 ST 段压低要考虑回旋支冠状动脉完全阻塞所致的后壁心肌梗死，可通过 V_8、V_9 后壁导联 ST 段升高证实。Q 波的出现表明此类患者存在冠状动脉闭塞，结合闭塞发生的可能时间，可考虑行血管再通术，这类心肌梗死患者再灌注治疗可加速 Q 波的出现。在有传导障碍的情况下，心电图不显示典型改变，如完全性左束支传导阻滞可掩盖心肌梗死表现，如无急性 ST 段抬高及新的 Q 波形成，不如其他心电图改变特异性强。即使有 ST 段抬高及 Q 波形成，亦不是 100％特异性诊断。AMI 时心电图可以完全正常。在无以往心电图作比较时，任何变化均应考虑为新出现的改变。虽然持续或固定的改变更多为心肌梗死的特征，不稳定改变伴有生化标志物升高时也应考虑非 Q 波心肌梗死，ST 段压低预后较差。

（五）影像学检查

AMI 患者应做床旁胸部 X 线检查，必要时行胸部 CT 造影增强扫描或 MRI 扫描以便排除主动脉夹层。但这不应影响实施再灌注治疗（除非疑有主动脉夹层等潜在禁忌证）。单光子发射计算机断层成像能用于证实心肌梗死存在与否，但不应常规用于心电图能够明确诊断 ST 段抬高型心肌梗死的患者，对于有提示急性心肌缺血症状而心电图正常或不具备诊断 AMI 意义的患者，可提供有价值的诊断和预后信息。ST 段抬高型心肌梗死住院的恢复期，单光子发射计算机断层成像可应用于研究心肌灌注和发现左心室壁运动异常。超声也用于检测 AMI，某些学者认为如果超声心动图无局部室壁运动异常则不考虑 AMI。但是，超声的敏感性取决于所得到的平面质量，超声心动图无异常不能排除缺血性心脏病的存在；而且超声心动图不能区别 AMI 与陈旧性心肌梗死。因此，目前超声心动图被用于临床病史不确切时心肌梗死的辅助诊断。另外，经胸和（或）

经食道超声心动图检查有助于 ST 段抬高型心肌梗死和部分主动脉夹层病例的鉴别。

(六)诊断标准

1.AMI 的诊断标准

(1)心肌坏死的生化标志物典型性升高和逐渐降低(肌钙蛋白)或迅速升高和下降(肌酸激酶同工酶),伴有至少下列一种情况:①缺血性症状;②心电图出现病理性 Q 波;③心电图有心肌缺血改变(ST 段抬高或压低);④冠脉造影诊断和经皮冠脉介入术。

(2)心肌梗死的病理发现。

2.陈旧性心肌梗死的诊断标准

下列任何一条标准均满足心肌梗死诊断的确立。

(1)在一系列心电图上发生新的病理性 Q 波,无论患者以前是否有症状,心肌坏死的生化标志物可以正常,取决于心肌梗死发生的时间。

(2)已经愈合或正在愈合的心肌梗死的病理发现。

二、治疗

在心肌梗死后早期心肌损伤进展迅速,此期须尽量减少心肌需氧量,改善冠脉血供,减少心肌损伤的程度。为了达到最佳疗效,须尽早进行治疗,疗效则依时间而不同。对急性 ST 段抬高型心肌梗死患者,若无禁忌证,应尽早行溶栓或经皮冠脉介入术。现已明确,对梗死相关动脉急诊经皮冠脉介入术治疗不仅能减少急性 ST 段抬高型心肌梗死的病死率和致残率,也能减少急性非 ST 段抬高型心肌梗死的致残率。

(一)急诊监护方案

有 85% 以上的急性 ST 段抬高型心肌梗死患者梗死发作 4 小时内的冠状动脉血栓性完全阻塞为斑块破裂继发血栓形成所致。及时再灌注可挽救生命,经皮冠脉介入术为首选。若该手术不能在 60～90 分钟内完成,应尽早行溶栓治疗,但所有患者时间窗不尽相同。对某些有侧支循环供应梗死区的患者以及冠脉呈间断性闭塞的患者可延长时间窗,但无论如何,冠脉再通越早越好。

(二)一般措施

1.静脉通路

对疑有急性缺血的患者应立即建立静脉通路以保证必要的药物给予。静脉通路应足够粗,应用 5% 葡萄糖溶液或生理盐水维持通路开放。

2.氧气

对所有怀疑心肌梗死的患者都应使用氧气。在对冠心病患者采用积极的再灌注和抗凝治疗时常常使用强效的抗凝和溶栓剂,故不主张常规测定血气分析,而主张用指尖法测定血氧饱和度。除了血氧饱和度正常或需要停止给氧(二氧化碳潴留)以外,对所有患者都应经鼻导管给氧,通常为 2～4 L/min。即使患者存在严重慢性肺部疾病有二氧化碳潴留的危险,如果其血氧饱和度低仍应给氧。

3.缓解疼痛

(1)舌下含服硝酸甘油:除非有血流动力学禁忌证,舌下含服硝酸甘油可用于缓解胸痛,逆转心电图改变。心电图的逆转最常见于梗死相关动脉开通的患者,提示该部位为缺血而非梗死。用法为舌下含服硝酸甘油(0.5 mg),间隔 5 分钟,共 3 次,然后评估是否静脉应用硝酸甘油。但部分患者应用硝酸甘油必须慎重,特别对下壁伴右心室梗死患者使用该药可引起低血压。少数患者即便无右心室梗死,用药后也发生低血压及心动过缓。这是一种迷走介导的现象,也见于使用吗啡时。此时静脉注射阿托品 0.5 mg 为首选对抗治疗。

(2)静脉应用硝酸甘油:适用于解除持续性胸痛、控制高血压或减轻肺充血;但禁用于收缩压 <12.0 kPa(90 mmHg)或降低幅度大于等于基础血压的 30%、严重心动过缓(<50 次/分)、心动过速(>100 次/分)或拟诊右心室梗死的患者。开始应小剂量使用硝酸甘油(5～10 μg/min),以后增加到 5～20 μg/min,直到临床症状缓解或使血压正常患者的平均动脉压下降 10%,或使高血压患者的平均动脉压下降 30%,但收缩压不得 <12.0 kPa(90 mmHg)或降低幅度不得大于等于基础血压的 30%。虽然静脉应用硝酸甘油可部分缓解 AMI 患者的胸痛,但它不减少止痛剂的用量;而且对血压正常的患者,血压降低 >10% 可能有害,因此,推荐小剂量硝酸甘油以达到患者胸痛部分缓解为宜,这种方法可减少耐药性。临床试验结果显示,ST 段抬高型心肌梗死即刻并持续使用硝酸甘油降低病死率的受益有限,若因出现低血压限制了应用具有良好效益的 β 受体阻滞剂,则不应当使用硝酸酯类。

(3)吗啡:若舌下含服硝酸甘油无效,则应首选吗啡,推荐使用 2～4 mg 静脉注射,必要时可反复使用,以胸痛缓解为度。吗啡除了缓解疼痛外,还能减轻焦虑及儿茶酚胺分泌。吗啡可能导致迷走神经张力过强而引起低血压及心动过缓,使用阿托品 0.5～1.5 mg 静脉注射可有效对抗。虽然呼吸抑制相对少见,但仍应监测患者的呼吸状态,尤其在心血管状态改善后,呼吸过度抑制时可用静脉注射纳洛酮逆转。其他镇痛药有哌替啶等。

(4)β受体阻滞剂:在ST段抬高型心肌梗死发作后的前几小时,应用β受体阻滞剂可通过降低心率、体循环动脉血压和心肌收缩力而降低心肌需氧。此外,通过降低心率延长舒张期,增加缺血心肌尤其是心内膜下的灌注,也可能缩小心肌梗死面积。因此,即刻β受体阻滞剂治疗可降低未接受溶栓治疗患者的梗死范围和相关并发症的发生率、降低接受溶栓治疗患者再梗死发生率及致命性室性心律失常的发生率。

口服β受体阻滞剂应当被用于所有无禁忌证的ST段抬高型心肌梗死患者,包括进行溶栓治疗或经皮冠脉介入术的患者。无禁忌证的ST段抬高型心肌梗死患者及时静脉应用β受体阻滞剂是合理的,尤其对伴心动过速和高血压患者。应特别注意避免在心力衰竭、低血压和血流动力学不稳定的患者中早期静脉使用β受体阻滞剂。与此相对照,应当强烈推荐心肌梗死伴代偿性心力衰竭或左心室收缩功能失调的患者出院前口服使用β受体阻滞剂作为二级预防。β受体阻滞剂在ST段抬高型心肌梗死的相对禁忌证有心率<60次/分、动脉收缩压<13.3 kPa(100 mmHg)、中至重度左心衰竭、周围循环灌注不良、休克、PR间期>0.24秒、二度或三度房室传导阻滞、活动性哮喘或反应性气道疾病。

(5)血管紧张素转化酶抑制剂:若血流动力学允许,早期使用血管紧张素转化酶抑制剂可以使ST段抬高型心肌梗死患者获益。该药能在急性期改善左心室重构,其远期效果更好。

4.镇静剂

若患者出现不明原因烦躁,推荐使用小剂量镇静催眠药如地西泮等。在心肌梗死后24小时内,应慎用镇静剂,以免发生并发症时掩盖症状。

5.肝素

急性ST段抬高型心肌梗死后抗凝治疗的目的主要包括两个方面,即作为再灌注治疗的辅助抗凝治疗和主要针对深静脉血栓、心房颤动、左心室血栓等栓塞高危患者的预防治疗。

对于急性ST段抬高型心肌梗死后有高度体循环血栓栓塞风险的患者(大面积或前壁心肌梗死、心房颤动、既往栓塞史、左心室血栓、泵衰竭),推荐静脉应用普通肝素抗凝(ⅠB类指征)。对未接受再灌注治疗的患者,无抗凝治疗禁忌证时推荐应用静脉或皮下普通肝素或皮下低分子肝素至少48小时。对需延长卧床时间或活动受限的患者,延长肝素治疗时间是合理的,但在当今常规应用拜阿司匹林和早期下床活动时代仍未确定其效果。

(三)血运重建治疗

及时进行冠脉血运重建明显减少梗死大小,改善长期存活率,从而挽救生命。所谓"动脉开放学说"对患者更有益。对照研究表明,经皮冠脉介入术的残留狭窄少,很少引起再缺血及再梗死。显然,TIMI 2 级血流者较 TIMI 3 级者愈后差。用机械方法直接行冠脉再灌注更易达到 TIMI 3 级血流,从而减少病死率及致残率。一般经皮冠脉介入术冠脉再通率为 85%~90%,而溶栓的再通率约为 65%,且再发事件更多见。随着技术的发展,支架置入术成为最好的方法,用于症状发生时间>1.5 小时的患者。早期(90 分钟)溶栓效果与经皮冠脉介入术相似。如果经皮冠脉介入术延迟>60 分钟结果不比溶栓好,除非经皮冠脉介入术能即刻完成,否则应首先行溶栓治疗。

(四)其他措施

近年提出了使用极化液、透明质酸酶、主动脉内球囊反搏等治疗措施,特别适用于前壁心肌梗死、可能发生严重心力衰竭危险的患者。通常上述措施均不推荐常规使用。对糖尿病患者来说,控制血糖至关重要,葡萄糖胰岛素释放试验表明控制血糖对心肌梗死早期及晚期致残率和病死率都有减少作用。

(五)AMI 发生后 6~12 小时的治疗

已确切证实早期干预使梗死相关动脉达到 TIMI 3 级血流可减少梗死面积,从而减少病死率。发生症状 6 小时以内有 ST 段抬高或新出现左束支传导阻滞者,应行直接的再灌注治疗(经皮冠脉介入术或静脉溶栓)。在梗死后期(6~12 小时),虽然对改善梗死后的病死率效果稍差,但再灌注治疗仍有效果。有心绞痛、前壁心肌梗死、持续性 ST 段抬高的患者,症状发作后>6 个小时,若为高危无禁忌证者应行再灌注治疗。冠脉血流与病死率成反比,这已在多个试验中得到证实,为目前治疗方法的基础。最佳的再灌注治疗需要达到心外膜及心肌灌注正常(TIMI 3 级血流)。晚期治疗益处的机制尚不清楚,可能与侧支循环的存在保护了濒临死亡的心肌,增加了溶栓或经皮冠脉介入术的时间窗有关。暂时性阻塞和再灌注的发生,也是晚期再灌注得益的机制。此外,开放梗死相关动脉能减少心室重构和心律失常,故可以使晚期介入获益。梗死后 12~18 小时再灌注能否获益尚不清楚,但如果这些患者存在进行性心绞痛或 ST 段动态改变的高危状态,还是应考虑经皮冠脉介入术,而不是溶栓。

总之,一旦确诊 AMI 应早期行适当的再灌注治疗。应在监护室密切监护患者。下述辅助治疗应在心肌梗死早期及长期的二级预防中坚持进行。

1.β受体阻滞剂

β受体阻滞剂可降低早期和晚期心血管病死率,对高危与低危患者,特别是糖尿病、左心室收缩功能降低、轻中度心力衰竭和老年患者有益处。治疗剂量以静息心率降低为度。

2.血管紧张素转化酶抑制剂

目前已确定为 AMI 重要的辅助治疗药物。其减少病死率的机制尚不清楚,有证据支持血管紧张素转化酶抑制剂改善心室重构,而重构过程在广泛心肌梗死患者最明显,进行性重构亦可发生在无明显充血性心力衰竭的患者。ST 段抬高型心肌梗死伴左心室功能障碍患者应在血流动力学稳定后尽早使用血管紧张素转化酶抑制剂,以改善长期存活率,减少再发心肌梗死。因此,推荐在无禁忌证的情况下梗死后 24 小时内开始使用血管紧张素转化酶抑制剂,美国心脏病学会/美国心脏协会指南将血管紧张素转化酶抑制剂定为 I 类适应证。在心肌梗死后 24 小时内使用血管紧张素转化酶抑制剂病死率可减少 1/3,在心肌梗死后立即使用效果更好。高危患者如左心室收缩功能降低,有心力衰竭的临床证据,明显二尖瓣反流及高血压病应持续使用血管紧张素转化酶抑制剂治疗。

3.血管紧张素受体阻滞剂

血管紧张素受体阻滞剂在 ST 段抬高型心肌梗死后患者中应用的研究还不够充分,但缬沙坦和坎地沙坦已被证实有效。对 ST 段抬高型心肌梗死后有左心室功能障碍证据且不能耐受血管紧张素转化酶抑制剂的患者可应用血管紧张素受体阻滞剂(I 类适应证),对能够耐受血管紧张素转化酶抑制剂的患者也可用血管紧张素受体阻滞剂(缬沙坦或坎地沙坦)代替血管紧张素转化酶抑制剂(Ⅱa 类适应证)。

4.调脂治疗

调脂治疗已成为 AMI 后二级预防的重要治疗方法。多个二级预防试验已证实,通过降低总胆固醇浓度能够降低心肌梗死患者病死率。此外,他汀类药物尚有其他非降脂作用。

5.抗血小板/抗凝治疗

(1)拜阿司匹林:对急性冠状动脉综合征的治疗,拜阿司匹林是最具良好效/价比的辅助药物,它可降低 AMI 的病死率。对拜阿司匹林过敏者可用氯吡格雷或噻氯匹定(后两种药物通过阻断二磷酸腺苷受体抑制血小板聚集)及Ⅱb/Ⅲa 阻滞剂。拜阿司匹林用于冠心病的二级预防亦有肯定效果。

(2)普通肝素:在心肌梗死患者的治疗中,普通肝素是十分重要的辅助药物,通过增强抗凝血酶Ⅲ的作用和直接抗凝血酶作用抑制血栓形成。

（3）低分子肝素：皮下固定剂量注射较普通肝素有更好的可预测性和更长的作用时间。不同的低分子肝素其抗 Xa 因子与抗凝血酶Ⅲ的比例不同，故在急性冠状动脉综合征中的疗效不同。

6.钙通道阻滞剂

尚未发现钙通道阻滞剂用于 AMI 有何益处，对 AMI 患者可选择性使用非二氢吡啶类钙通道阻滞剂，但不常规使用。

第四节　充血性心力衰竭

心力衰竭是各种心脏病进展至严重阶段而引起的一种复杂的临床表现，主要特征为左心室和（或）右心室功能障碍及神经体液调节的改变，常伴液体潴留、运动耐受性降低和生存时间明显缩短。

心力衰竭是一种较常见的临床疾病，国外人群中心力衰竭的患病率为 1.5%～2.0%，65 岁以上老年人中可达 6%～10%。在欧洲，心力衰竭患者占总人口的0.4%～2.0%，而在美国，心力衰竭患者约有 500 万人，且每年新增 50 万人。我国对 35～74 岁城乡居民共 15 518 人所做的随机抽样调查表明，心力衰竭患病率为 0.9%，按计算约有心力衰竭患者 400 万人，其中男性为 0.7%，女性为1.0%，女性高于男性（$P > 0.05$），与西方国家男性高于女性的状况不同，此种差异可能与我国风湿性心脏瓣膜病较多见且好发于女性有关。心力衰竭的患病率随年龄增高，且城市高于农村，北方地区高于南方地区，这种城乡和地区的分布大致与我国冠心病、高血压的分布状况相仿。

一、诊断

（一）常见症状

1.呼吸困难

多为劳力性呼吸困难。还可出现阵发性夜间呼吸困难，严重者端坐呼吸。

2.疲劳和虚弱

继发于心排血量降低所致的骨骼肌灌注减少。

3.咳嗽

多为干咳,因肺部充血所致。

4.夜尿和少尿

前者为心力衰竭早期的常见症状,因夜间卧位时静脉回流至心脏增加所致。后者则由于心排血量明显减少,常为预后不良之征。

5.上腹不适

可出现饱胀感、厌食、恶心、呕吐、便秘等,因腹内脏器淤血和水肿所致。

此外,心排血量所致的脑与神经组织低灌注,可出现迟钝、思维紊乱、记忆力减退、头痛、焦虑、失眠,甚至发生精神症状,尤多见于老年患者。

(二)常见体征

1.心血管检查

可见心脏增大,心尖冲动向左下移位;可闻及 S_4 奔马律,提示左心室顺应性降低,严重心力衰竭可闻及 S_3 奔马律。

第三心音的出现常为泵衰竭之征,病死率和住院率增加。血压测量或外周脉搏触诊时可发现交替脉,其特征为脉搏呈规律性强弱交替现象。患者可出现静脉压升高的表现:颈静脉压持续升高,既是右心衰竭可靠的早期征象,又提示泵衰竭,住院率和病死率增加;肝脏因淤血而大,可有触痛;肝颈静脉回流征阳性。液体潴留超过正常体重(干重)5%以上可出现外周水肿,特点为对称性、凹陷性水肿,先累及静脉压高的身体悬垂部位,如足踝部和胫前部,以及卧床者的腰骶部,严重者出现腹水和全身水肿。

2.呼吸系统检查

除了呼吸困难,可能还有发绀外,肺底部可闻及细湿啰音,系由于渗出的液体经肺泡进入气道。两肺野闻及粗水泡音和哮鸣音是肺水肿之征,常伴泡沫样血痰。还可有两侧胸腔积液。

3.其他

常有营养不良,多继发于肝脏和肠淤血所致的食欲减退、厌食和吸收不良,偶可出现恶病质。少数患者可有脂肪吸收不良或蛋白丢失性胃肠病。

(三)辅助检查

1.心电图检查

可提供既往心肌梗死、心肌缺血或损害、左心室肥厚和心律失常等信息。

2.X线检查

提供心脏扩大、肺淤血、肺水肿等信息。

3.二维超声心动图和多普勒超声

可用来发现心力衰竭的继发性病因如瓣膜疾病、左心室室壁瘤、心内分流、心包疾病等;可确认心肌病的类型;可定量或定性分析心脏的结构性改变,了解房室内径、室壁厚度和运动;可用来区分舒张功能不全还是收缩功能不全,以及估测肺动脉压。

4.核素心室造影和心肌灌注显像

前者用于测定左心室容量、左室射血分数和室壁运动,后者用于诊断心肌缺血和心肌梗死,并有助于鉴别扩张型或缺血性心肌病。

5.冠脉造影术

适用于临床上疑为冠心病,或有心绞痛、心肌梗死而需行冠脉血运重建术的患者。也可用来鉴别缺血性或非缺血性心肌病。

6.心肌活检

可确定心肌病变是炎症性或浸润性。对心肌炎或心肌病的诊断价值有限。

(四)实验室检查

1.血电解质检测

严重心力衰竭患者因神经体液代偿机制和药物(如血管紧张素转化酶抑制剂与利尿剂)的应用,常出现低血钠、低血钾或高血钾等。

2.肾功能检测

肾血流的减少以及醛固酮拮抗剂等药物的应用,可引起肾功能不全,应测定血肌酐和尿素氮水平。

3.肝功能检测

肝脏淤血导致肝功能异常,表现为肝酶水平升高,故应检测谷草转氨酶、谷丙转氨酶等。

4.脑钠肽和氨基末端 B 型脑钠肽前体

脑钠肽已证实有助于心力衰竭的诊断和预后评估。一项研究表明,脑钠肽对心力衰竭诊断的敏感性、特异性、阴性预测值和阳性预测值分别为 97%、84%、97%和 70%。对于有明显呼吸困难的患者,脑钠肽可鉴别其病因为心源性或肺源性,如脑钠肽水平正常则可以排除心源性呼吸困难的可能性。血浆高水平脑钠肽是严重心血管事件(包括死亡)发生的独立预测指标;其水平在治疗后下降,提示治疗有效且预后改善。氨基末端 B 型脑钠肽前体是脑钠肽激素原分裂后无活性的氨基末端片段,较脑钠肽半衰期更长,也更稳定,其浓度可反映脑钠肽通路的激活。血浆氨基末端 B 型脑钠肽前体水平随心力衰竭程度而升高,对急性心力衰竭诊断的敏感性和特异性分别达93％和95％。

(五)诊断标准

1.无症状的收缩性心力衰竭

左室射血分数≤40％,并伴有:①有器质性心脏病病史;②有原发病表现但无劳力性呼吸困难等心力衰竭症状;③左心房、左心室增大或左心室肥厚;④无肺淤血表现。

2.症状性心力衰竭

(1)左心衰竭:①症状:早期有疲乏、运动耐力降低;继以劳力性呼吸困难和(或)夜间阵发性呼吸困难;严重者有端坐呼吸和肺水肿表现。②体征:两肺有湿啰音和干啰音,心率增快,可闻及 S_3 或 S_4 奔马律,以及相对性二尖瓣关闭不全杂音。

(2)右心衰竭:①有液体潴留的征象如体重增加、足踝部或全身水肿、胸腔积液和腹水;②有腹腔脏器淤血的表现,如上腹饱胀、食欲减退或厌食、恶心、呕吐、少尿和夜尿等症状;③有静脉压升高的表现如颈静脉充盈、肝颈静脉返流征阳性、肝大伴触痛等。

(3)全心衰竭:同时存在左、右心衰竭的表现。

3.舒张性心力衰竭

一般须符合下列标准方可做出诊断:①有典型心力衰竭的症状和体征;②左室射血分数正常(＞45％),左心腔大小正常;③有左心室舒张功能异常的证据;④无心脏瓣膜异常,并排除心包疾病、肥厚型心肌病、浸润性心肌病、限制型心肌病等。其中②、③、④项须应用超声心动图做出评估。

二、鉴别诊断

(一)支气管哮喘

夜间阵发性呼吸困难又称"心源性哮喘",需与支气管哮喘相鉴别。前者有器质性心脏病史,发作时多在夜间,且必须坐起,有心力衰竭的其他症状和体征如心尖部的奔马律,肺部的湿啰音等;而后者往往有长期的、青少年起即有的哮喘病史,发作时并不必定要坐起,肺部听诊往往以哮鸣音为主,有时咳出白色黏痰后呼吸困难可缓解,应用支气管解痉剂有效。

(二)肝硬化

晚期可出现腹水和下肢水肿应与慢性右心衰竭相鉴别。病史、心脏病的临床表现以及超声检查肝硬化征象等都有助于鉴别。此外,颈静脉压升高、颈静脉充盈和肝颈静脉返流征一般都不会出现于肝硬化患者。心源性肝硬化患者则有长期心力衰竭病史,先有心脏疾病和心力衰竭,而后出现肝功能受损和肝硬化表现。

(三)缩窄性心包炎、心包积液或限制型心肌病

缩窄性心包炎、心包积液或限制型心肌病有时很难与心力衰竭鉴别,因腔静脉回流受阻,也可出现下肢水肿、肝大等类似右心衰竭的表现。此时,必须认真分析病史、发现心脏病和心力衰竭的各种表现,并采用超声心动图等进一步检查。

三、治疗

(一)一般治疗

1.消除诱因

应防止和积极处理可诱发心力衰竭或引起心力衰竭恶化的各种因素,如感染、心律失常,尤其是快速型心房颤动、电解质紊乱、酸碱失衡、肺梗死、酗酒以及用药不当等。其中以感染最为常见,故在冬春季节或呼吸道疾病流行时可应用流感疫苗或肺炎链球菌疫苗。

2.积极治疗和控制基础心血管病变

应矫正心脏瓣膜病变(瓣膜修补术或瓣膜置换术)和先天性心脏畸形。冠心病伴心肌缺血所致的心力衰竭,已证实通过心肌血运重建(经皮冠脉介入术或心脏搭桥术)可获改善。左心室室壁瘤切除一般可明显改善心力衰竭的症状,减少猝死,并提高生存率。

3.调整生活方式

应限制钠盐摄入在 $2\sim3$ g/d(轻度心力衰竭)或 <2 g/d(中、重度心力衰竭);限制液体摄入,严重低钠血症者(血钠<130 mg/L)应<2 L/d。宜采用低脂饮食,必须戒烟,肥胖者应减轻体重。失代偿期须卧床休息,做一些被动运动以防深静脉血栓形成;临床状况稳定后可做适当的体力活动,以不引起症状为度。美国纽约心脏病协会分级心功能Ⅱ、Ⅲ级患者应在专业人员指导下做运动训练,有助于改善症状和提高生活质量。

4.精神和心理治疗

减少各种精神刺激包括对病情恶化与死亡的恐惧,加强心理疏导,培养乐观向上的态度,不仅可改善生活质量,还对长期预后有益。对于严重焦虑和忧郁的患者,可酌情应用抗抑郁焦虑药物。

(二)心力衰竭各个阶段的处理

由于心力衰竭是一种持续进展的临床综合征,强调"防"的理念极为重要,待病情发展至阶段 D 即终末阶段,预后极差。心力衰竭的预防着重在于切断两个重要的早期环节,即阶段 A 向阶段 B 的演变,以及阶段 B 向阶段 C 的演变。积极控制各种危险因素,治疗基础和原发的心血管疾病,并应用已经证实有效的药物如血管紧张素转化酶抑制剂、血管紧张素Ⅱ受体阻滞剂、β受体阻滞剂等。对心力衰竭患者要做好随访工作,定期对心力衰竭的程度、治疗的效果和心力衰竭的进展状况做出评估,并个体化地采用和调整各种处理方法。

(三)药物治疗

1.血管紧张素转化酶抑制剂

血管紧张素转化酶抑制剂通过抑制 RAAS 和抑制缓激肽的降解,提高缓激肽水平而发挥有益于充血性心力衰竭的治疗作用。

(1)适应证:充血性心力衰竭患者包括阶段 B 的无症状、左室射血分数<45%的患者,只要无禁忌证又能耐受,均应长期使用。

(2)禁忌证和慎用情况:曾因血管紧张素转化酶抑制剂发生威胁生命的不良反应如血管性水肿(尤其是喉头水肿)、无尿性肾衰竭,以及妊娠妇女均列为绝对禁用。双侧肾动脉狭窄、血肌酐水平 > 225.2 μmol/L(3 mg/dL)、血钾水平>5.5 mmol/L,以及低血压[收缩压<12.0 kPa(90 mmHg)]患者,须先做相应处理,待情况改善后方可考虑应用。

(3)应用方法要点:应采用临床试验设定的目标剂量,不能耐受者亦可用中等剂量或能够耐受的最大剂量。从很小剂量起始,每隔 1～2 周剂量加倍,直至最大耐受剂量,之后长期维持。各种血管紧张素转化酶抑制剂均可应用,其起始剂量/目标剂量如下:卡托普利 6.25～50 mg,每天 3 次;依那普利 2.5～20 mg,每天 3 次;雷米普利 2.5～10 mg,每天 1 次;福辛普利由 5～10 mg 逐渐增至40 mg,每天 1 次;赖诺普利 2.5～5 mg 逐渐增至 30 mg,每天 1 次;培多普利由 2 mg逐渐增至 4～8 mg,每天 1 次。

(4)注意事项:血管紧张素转化酶抑制剂的主要不良反应有低血压、肾功能恶化、高钾血症、咳嗽和血管性水肿。开始用药后 1～2 周内需监测血压、血钾和血肌酐水平,之后定期复查。血钾水平>5.5 mmol/L,必须停用血管紧张素转化酶抑制剂。与基线水平相比,肌酐升高<30%,无须特殊处理,升高>50%,应减量或停药。应用过程中无须补充钾盐或加用保钾利尿剂。如并用醛固酮拮抗

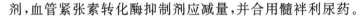

剂,血管紧张素转化酶抑制剂应减量,并合用髓袢利尿药。

2.β受体阻滞剂

β受体阻滞剂通过遏制过度激活的肾上腺素能受体通路,降低充血性心力衰竭时交感神经系统兴奋的程度,减少对心肌细胞具有损伤作用的去甲肾上腺素的产生,从而发挥有益的治疗。该药短期应用可明显抑制心功能,降低左室射血分数,这是产生的药理作用;长期应用则可延缓或逆转心肌重构,这是发挥的生物学效应。

(1)适应证:美国纽约心脏病协会分级Ⅱ、Ⅲ级,阶段 B、无症状或美国纽约心脏病协会分级心功能Ⅰ级患者、左室射血分数<40%的患者均需长期应用β受体阻滞剂,除非有禁忌证或不能耐受。美国纽约心脏病协会分级心功能Ⅳ级者在病情稳定下,即连续 4 天未予静脉用药、无液体潴留,且体重恒定,亦可考虑应用,但需密切观察。

(2)禁忌证:支气管痉挛性疾病如哮喘、显著的心动过缓(心率<60 次/分)、伴窦房传导阻滞或二度、三度房室阻滞者禁用。

(3)应用方法要点:β受体阻滞剂的临床作用有类别差异性,建议在充血性心力衰竭治疗中应用美托洛尔、比索洛尔和卡维他洛这 3 种经临床试验证实有效的制剂。需从极小剂量开始,美托洛尔缓释剂(琥珀酸美托洛尔)12.5 mg/d,酒石酸美托洛尔 6.25 mg 每天 3 次,比索洛尔 1.25 mg/d,卡维地洛 3.125 mg 每天 2 次。采用滴定法,每 2～4 周剂量加倍,直至达到目标剂量,即临床试验的最大剂量:琥珀酸美托洛尔 200 mg/d、酒石酸美托洛尔 100 mg/d、比索洛尔 10 mg/d、卡维地洛 50 mg/d。清晨静息心率在 55～60 次/分是应用 β 受体阻滞剂已达到目标剂量或最大耐受量的可靠指标,不应按照治疗反应来确定剂量且心率不应<55 次/分。

(4)注意事项:在开始治疗前患者必须无明显液体潴留、体重恒定(干体重),且利尿剂已维持于合适剂量。应用中应监测该药可能发生的各种不良反应,如低血压、液体潴留和心力衰竭恶化、心动过缓和各种窦房传导阻滞与房室传导阻滞。初期也可出现明显乏力,多数在短期内(数周)可自行缓解,严重者可减量;如伴显著的外周低灌注表现,需停用或换用其他类型 β 受体阻滞剂。

3.利尿剂

这类药物可抑制肾小管重吸收钠和氯,从而控制心力衰竭时的水钠潴留,减少静脉回流,降低心脏的前负荷,达到减轻和消除全身水肿和肺部淤血的目的。

（1）适应证：伴液体潴留或曾有过液体潴留的所有充血性心力衰竭患者均须早期使用。

（2）应用方法：首选髓袢利尿药，噻嗪类仅用于轻度液体潴留或伴高血压和肾功能正常的患者。应从小剂量起始，如呋塞米 $10\sim20$ mg/d，氢氯噻嗪 $12.5\sim25$ mg/d，逐步加量。呋塞米的剂量一般不受限制，必要时甚至可静脉给药，而氢氯噻嗪 100 mg/d 已达到最大效应。病情稳定后，以最小剂量长期维持，并酌情调整剂量，以保证不出现液体潴留。

（3）注意事项：①应每天测量体重，这是评估利尿剂的效果和调整其剂量的可靠指标。合适的利尿剂剂量应使体重维持于"干重"状态。②长期应用的主要不良反应有电解质紊乱、低血压、肾功能不全等，多见于大剂量和联合用药的患者。出现低血压和肾功能不全时，如患者体重未见增加，又无液体潴留的其他征象，可能为利尿过度，导致血容量减少，利尿剂应减量或暂停；如有持续或加重的液体潴留，可能为心力衰竭加剧和恶化，导致肾脏等脏器灌注不足，除继续使用利尿剂外，还可采用其他相应治疗。

4.血管紧张素Ⅱ受体阻滞剂

血管紧张素Ⅱ受体阻滞剂和血管紧张素转化酶抑制剂一样，也是一种阻断RAAS作用的药物。血管紧张素Ⅱ受体阻滞剂主要通过阻断血管紧张素Ⅱ和其Ⅰ型受体（AT_1）的结合，从而遏制 AT_1 过度激活所致的各种不良影响；还通过加强血管紧张素Ⅱ与其Ⅱ型受体（AT_2）结合产生各种有益的作用。

（1）适应证。①阶段 A：适用于伴多种危险因素的患者，如高血压、糖尿病、动脉粥样硬化性血管疾病等，可应用血管紧张素转化酶抑制剂或血管紧张素Ⅱ受体阻滞剂（Ⅱb，B级）。②阶段 B：适用于心肌梗死后伴左室射血分数明显低下（$\leqslant40\%$）且不能耐受血管紧张素转化酶抑制剂者（Ⅱa，B级）；或有高血压伴心肌肥厚者（Ⅰ，B级）；或左室射血分数 $\leqslant40\%$ 且不能耐受血管紧张素转化酶抑制剂患者（Ⅱa，C级）。③阶段 C：适用于不能耐受血管紧张素转化酶抑制剂且左室射血分数低下者（Ⅰ，A级）；或轻度心力衰竭伴左室射血分数低下，且因其他原因已使用血管紧张素Ⅱ受体阻滞剂，可将血管紧张素Ⅱ受体阻滞剂代替血管紧张素转化酶抑制剂作为一线药物者（Ⅱa，A级）；或已用理想常规治疗（包括血管紧张素转化酶抑制剂），心力衰竭的症状和体征依然存在，且左室射血分数低下者，可考虑加用血管紧张素Ⅱ受体阻滞剂（Ⅱb，B级）。④阶段 D：适用的临床状况大体和阶段 C 相似。

（2）应用方法：表 2-2 中所列的各种血管紧张素Ⅱ受体阻滞剂均可使用，其中坎地沙坦和缬沙坦已有较明确的证据,可改善充血性心力衰竭的预后,降低病死率和心血管事件的发生率,改善运动的耐受性,更多推荐应用此 2 种血管紧张素Ⅱ受体阻滞剂。自小剂量起始,逐步增加至推荐剂量或能够耐受的最大剂量。

表 2-2　治疗充血性心力衰竭的血管紧张素Ⅱ受体阻滞剂及其剂量

药物	起始剂量(mg/d)	推荐剂量(mg/d)
坎地沙坦	4～8	32
缬沙坦	20～40	160
氯沙坦	25～50	50～100
伊贝沙坦	150	300
替米沙坦	40	80
依普沙坦	400	800

(3)注意事项:血管紧张素Ⅱ受体阻滞剂长期应用不良反应少,患者耐受性和依从性较好。注意事项与血管紧张素转化酶抑制剂大致相同。由于有可能引起低血压、肾功能不全和高钾血症,在起始治疗或增加剂量的 1～2 周内均应检查血压、血肌酐和血钾水平。

5.醛固酮拮抗剂

醛固酮促进了心血管重构的信号传导途径,通过一系列病理生理机制,如促进心肌和血管纤维化、器官重构,引起钾镁丢失和电解质紊乱、水钠潴留、容量负荷增加,激活交感神经系统、抑制副交感神经和压力感受器的功能,从而加剧了心力衰竭的发生和发展。心力衰竭时醛固酮分泌增加,且由于肝功能减退,使其灭活减少,在体内蓄积。血管紧张素转化酶抑制剂或血管紧张素Ⅱ受体阻滞剂的应用均不可能遏制醛固酮的生成和发挥作用,这是醛固酮拮抗剂应用的依据。

(1)适应证:适用于中、重度心力衰竭、美国纽约心脏病协会分级心功能Ⅲ、Ⅳ级患者,以及 AMI 后伴心力衰竭且左室射血分数<40%的患者。

(2)禁忌证:此类药可发生高钾血症和肾功能不全的不良反应,伴有这两种状况的患者应禁止使用。

(3)应用方法:螺内酯的起始剂量为 10 mg/d,最大剂量为 20 mg/d;依普利酮的起始剂量为 25 mg/d,可逐渐加量至 50 mg/d。长期维持过程中可以隔天给予。

(4)注意事项:①应用醛固酮拮抗剂的患者必须同时接受袢利尿药治疗。②开始应用后一般应停用补钾制剂,除非患者有过低钾所致的室性心律失常,或因明显水肿而需快速利尿。③定期监测血钾和肾功能:起始治疗后 3 天、7 天和 1 个月各测 1 次;前 3 个月每月 1 次;以后每 3 个月 1 次。如血钾≥5.5 mmol/L 应减量或停药。④合用的血管紧张素转化酶抑制剂,如剂量大可增加高血钾的危险,建议采用中等剂量,如卡托普利≤75 mg/d,依那普利或赖诺普利≤10 mg/d。

6.地高辛

洋地黄制剂不仅通过抑制衰竭心肌细胞膜的 Na^+/K^+-ATP 酶,提高细胞内 Ca^{2+} 水平,发挥正性肌力作用。更重要的是,其还通过抑制非心肌组织的 Na^+/K^+-ATP 酶发挥作用,如抑制副交感传入神经 Na^+/K^+-ATP 酶,使位于心脏、主动脉弓和颈动脉窦压力感受器敏感性提高;并抑制肾脏 Na^+/K^+-ATP 酶,使肾小管重吸收钠和肾脏分泌肾素减少。因此,此类药物严格上讲,应归于神经内分泌抑制剂范围,其发挥的不只是正性肌力作用,主要是生物学效应。

(1)适应证:适用于基础治疗(包括血管紧张素转化酶抑制剂或血管紧张素 Ⅱ 受体阻滞剂、β 受体阻滞剂和利尿剂)后仍持续有症状的充血性心力衰竭患者。心力衰竭伴快速型心房颤动患者尤为适用,对运动后心室率的控制效果明显。

(2)应用方法:地高辛是洋地黄制剂中唯一有循证医学证据并被美国食品药品监督管理局确认能有效应用于充血性心力衰竭的药物。该药能口服,作用可靠,值得推荐。应采用维持量疗法,即自起始便用固定的剂量(0.125～0.25 mg/d),并继续维持。为控制心房颤动的心室率,可应用较大剂量:0.375～0.50 mg/d,不过这一剂量不适合窦性心律的心力衰竭患者。70 岁以上的老年患者宜使用更小剂量如 0.125 mg,每天或隔天 1 次。

(3)不良反应:主要有心律失常(如期前收缩、折返性心律失常和各种传导阻滞)、胃肠道症状(如厌食、恶心和呕吐)、神经精神症状(如视觉异常、定向力障碍、昏睡和精神错乱)等。多见于大剂量时,采用维持量疗法这些不良反应一般很少见。如出现上述情况,需分析是洋地黄中毒还是其他原因所致。

(4)注意事项:①地高辛不能降低心力衰竭患者病死率,故不提倡早期应用,也不宜用于美国纽约心脏病协会分级心功能 Ⅰ 级患者;②伴窦房传导阻滞,二度或以上房室传导阻滞患者,除非已安置永久性心脏起搏器,应列为禁忌证。AMI 后尤其伴进行性心肌缺血者应慎用或不用。若合用可能抑制窦房结或房室结的药物如 β 受体阻滞剂、胺碘酮等则须十分慎重。

有的药物可提高地高辛血药浓度,增加中毒的危险性,如奎尼丁、维拉帕米、胺碘酮、普罗帕酮等,故应避免与地高辛合用;若合用,则地高辛剂量应减少。

7.神经内分泌抑制剂的联合应用

上述的各种治疗充血性心力衰竭药物大多属于神经内分泌抑制剂。血管紧张素转化酶抑制剂、血管紧张素Ⅱ受体阻滞剂和醛固酮拮抗剂有阻断 RAAS 的作用,而 β 受体阻滞剂则遏制交感神经系统的兴奋。这些药物单用都具有抗心力衰竭的效果,那么合用是否更为有益,根据目前循证医学的证据,建议如下。

(1)2 种药物的合用:血管紧张素转化酶抑制剂和 β 受体阻滞剂合用具有良好的协同效果,可降低充血性心力衰竭的病死率,改善预后,应予以提倡,且无论何种药物使用在先,均应尽早加用另一种药物。

(2)3 种药物的合用:血管紧张素转化酶抑制剂、血管紧张素Ⅱ受体阻滞剂和 β 受体阻滞剂 3 种药物合用,效果也未确定。至于血管紧张素转化酶抑制剂、β 受体阻滞剂和醛固酮剂抗剂 3 种药物合用,则在大多数情况下证实对充血性心力衰竭有益,可以推荐。

8.其他药

直接作用的血管扩张剂如硝酸酯类、肼屈嗪以及 α 受体阻滞剂在充血性心力衰竭治疗中均未显示有益。钙通道阻滞剂也一样,除非并发高血压或心绞痛而需要应用,此时可选择氨氯地平或非洛地平。这两种药虽不能提高心力衰竭的生存率,但也无不利影响,有较好的安全性。短效二氢吡啶类钙通道阻滞剂维拉帕米、地尔硫草则均应尽量避免使用。非洋地黄类正性肌力药物包括 β 肾上腺素受体激动剂如多巴胺、多巴酚丁胺,以及磷酸二酯酶抑制剂米力农,由于缺少有效的证据,且药物均有明显的毒性和不良反应,即使患者处于心力衰竭进行性加重阶段,也不主张长期间歇静脉滴注。但作为姑息治疗,对于阶段 D、心脏移植术前,以及心脏手术后心肌抑制所致的急性心力衰竭,可短期应用,一般仅应用3～5 天。心力衰竭患者血栓栓塞事件发生率仅为每年 1%～3%,故不主张常规做抗凝或抗栓治疗。但心力衰竭伴明确动脉粥样硬化疾病如冠心病或心肌梗死后、糖尿病、脑卒中等,必须应用拜阿司匹林;心力衰竭伴心房颤动患者应长期应用华法林抗凝治疗,并使国际标准化比值在 2～3。必须抗凝但并发症风险高的患者,可用抗血小板药物替代。

(四)心力衰竭的非药物治疗

1.心脏再同步化治疗

美国纽约心脏病协会分级心功能Ⅲ或Ⅳ级伴左室射血分数低下的患者约1/3 有心室收缩不同步,后者使心室充盈减少,加重二尖瓣反流和室壁逆向运动,导致心室排血效率降低,增加病死率。晚期关于应用心脏再同步化治疗治疗充血性心力衰竭的荟萃分析表明,住院率和总病死率均显著降低。心脏再同步化治疗不仅使心脏整体活动实现再同步化,且可起到拮抗神经内分泌系统的作用,逆转心肌重塑,还具有抗心律失常的效果,适用于心脏不同步(QRS≥120 ms)、左室射血分数降低、标准药物治疗后仍有症状(美国纽约心脏病协会分级心功能Ⅲ、Ⅳ级)的患者。

2.埋藏式心脏自动除颤器治疗

分析表明,埋藏式心脏自动除颤器对左室射血分数降低伴症状患者,可使病死率降低25%～31%。适应证为心力衰竭伴左室射血分数低下,曾有过心脏停搏、心室颤动或伴血流动力学状态不稳定的室性心动过速的患者,此类患者植入埋藏式心脏自动除颤器是作为二级预防以延长生存。心肌梗死后40天以上、左室射血分数≤30%、长期药物治疗美国纽约心脏病协会分级心功能Ⅱ级或Ⅲ级,亦可植入埋藏式心脏自动除颤器作为减少心脏性猝死危险的一级预防。

3.心脏移植

主要适合于无其他可选择治疗方法的重度心力衰竭患者。晚近研究表明,患者术后5年存活率已显著提高,可达70%～80%。

第 三 章

神经系统疾病

第一节 脑 梗 死

脑梗死是由于供应脑某一部位的血管阻塞从而导致该区域因缺血缺氧引起的脑组织坏死,如同心肌梗死是心脏遭受的一次突然打击需要快速诊断和处理一样,脑梗死是脑遭受的一次突然打击,同样也应该做出快速诊断和评估。疑诊脑卒中的患者到急诊后,需要尽快做出以下判断:神经功能的缺损是否由于卒中引起;卒中类型(梗死或出血);脑损害的定位;导致血管病的最可能原因;评估神经系统和内科合并症,以便能给予及时准确、适当、针对性的处理。

一、诊断

(一)临床表现

1.发病形式

突然或迅速发病;一般在24小时内达到症状高峰;也可以逐渐进展或阶梯性进展。

2.局灶性神经系统症状

认知功能障碍(失语、忽视);肢体无力或动作不配合;脸部肌肉无力(口角下垂,流涎);肢体和(或)脸部麻木;脑神经麻痹等。

3.全脑症状和体征

头痛;恶心和呕吐;精神状态的改变(晕厥、癫痫发作、昏迷);血压升高和生命体征异常。

(二)定位诊断

(1)颈内动脉闭塞累及同侧眼、额、顶和颞叶(除枕叶外)包括皮质和皮质下灰白质在内的大面积脑损害症状(视力障碍、完全偏瘫、偏身感觉障碍、偏盲、主侧半球完全性失语、非主侧半球忽视、常有严重的凝视麻痹和意识障碍),是颈内动脉急性闭塞后无侧支代偿建立时的临床表现,见于颈动脉粥样斑块基础上血栓形成延伸至颅内的颈内动脉末端,也见于心源性大栓子或颈动脉粥样硬化大斑块脱落堵塞在颈内动脉末端及大脑中和前动脉起始部位,造成严重临床症状。

(2)大脑中动脉急性闭塞根据闭塞部位的不同可出现不同临床表现:①主干闭塞导致颞顶皮质和皮质下灰白质大面积脑梗死,临床出现完全的三偏,主侧半球完全性失语,非主侧半球忽视,并有不同程度意识障碍。②皮质支闭塞上干闭塞累及额顶叶外侧面大部,影响到运动、感觉和主侧半球的布罗卡区,临床出现对侧偏瘫和感觉缺失,面部及上肢重于下肢,布罗卡区失语或忽视;下干闭塞累及颞叶大部分和顶叶角回,出现精神行为障碍、感觉性失语和命名性失语,由于不累及运动和感觉皮质,临床无偏瘫。③深穿支闭塞累及内囊、尾状核头和壳核对侧上下肢瘫痪和(或)中枢性面舌瘫,对侧偏身感觉障碍,可伴有对侧同向偏盲,主侧半球可有皮质下失语。

(3)大脑前动脉闭塞累及额叶和顶叶内侧面,出现对侧以下肢远端为重的偏瘫,轻度感觉障碍,尿潴留,精神行为改变,无动性缄默等,常有强握与吸吮反射。

(4)大脑后动脉闭塞累及枕叶皮质、颞叶前部表面以下和丘脑。临床出现相应部位损害症状,如皮质闭塞可出现同向偏盲或象限盲、视觉失认、光幻觉痫性发作、命名性失语等;深穿支闭塞可出现丘脑综合征(对侧深感觉障碍、自发性疼痛、感觉过度、共济失调和不自主运动,可有舞蹈、手足徐动和震颤等)。

(5)基底动脉闭塞:①主干闭塞常引起广泛脑干梗死,出现眩晕、呕吐、昏迷、高热、脑神经损害、四肢瘫痪、瞳孔缩小等,病情危重常导致死亡。②基底动脉尖综合征是出现以中脑损伤为主要症状的一组临床综合征,表现为眼球运动及瞳孔异常、意识障碍等。

(6)小脑后下动脉或椎动脉闭塞导致延髓背外侧综合征,主要表现为眩晕、呕吐、眼球震颤、吞咽困难和构音障碍、同侧霍纳综合征、同侧小脑性共济失调、交叉性痛温觉损害等。

(7)小脑上、后、前下动脉闭塞小脑梗死而出现眩晕、呕吐、眼球震颤、共济失调、肌张力降低等,因水肿导致致命的脑干受压和颅内压增高。

(三)定性诊断

(1)出现上述典型的临床过程和表现。

(2)血管病高危因素:高血压、糖尿病、高血脂、吸烟、大量饮酒、肥胖、房颤、卒中家族史、既往卒中史、高龄等。

（3）神经影像学检查表中列出缺血病灶改变及各项检查优缺点（表3-1）。

表 3-1 神经影像学检查在脑血管病诊断中优缺点的比较

比较项目	CT	MRI	弥散加权成像＋灌注加权成像
病灶改变	低密度	长 T_1 长 T_2	弥散加权成像高信号
优点	对出血敏感	对小梗死灶较 CT 敏感	对微小梗死灶敏感区分新旧梗死
		对后颅窝病灶敏感	缺血即刻有改变判断缺血半暗带
缺点	超早期不敏感对小梗死灶不敏感	不同时期出血灶变化大	观察出血欠理想
		对皮质小梗死灶欠敏感	
	对后颅窝病灶不敏感	有心脏起搏器的患者等不能做	

（4）明确的脑梗死病因（见病因诊断）。

（5）鉴别诊断：脑出血、颅脑损伤、硬膜下血肿、脑脓肿、脑炎、伴发作后瘫痪的癫痫发作、低血糖发作、复杂型偏头痛。

（四）病因诊断

导致脑血管堵塞的原因很多，大致有以下几类。

1.大动脉病变

如动脉粥样硬化性狭窄、大动脉炎、烟雾病、夹层动脉瘤、纤维肌营养不良等。

2.心脏病变

如心瓣膜病或房颤。

3.脑微小动脉病变

如高血压所致小动脉透明变性、纤维素坏死、微动脉粥样硬化等。

4.其他原因

如血液和凝血机制障碍、结缔组织病、变态反应性动脉炎、钩端螺旋体感染、真性红细胞增多症等。因此，脑梗死不是一个单独的病而是一个综合征。现代卒中治疗强调针对病因和发病机制不同而采取不同的个体化治疗，因此，应尽可能寻找梗死的病因和发病机制。

（五）检查

1.经颅多普勒超声检查

判断颅内外脑血管是否存在严重狭窄或闭塞，判断颅内外血管闭塞后侧支代偿及闭塞血管再通情况。

2.颈动脉彩超检查

颅外颈部血管,包括颈总动脉、颈内动脉、颈外动脉、锁骨下动脉和椎动脉颅外段,可发现颈部大血管内膜增厚、动脉粥样硬化斑块、血管狭窄或闭塞。

3.头颅和颈部磁共振血管成像

根据管腔直径减少和信号丢失可检查颅内和颈部血管的严重狭窄或闭塞。

4.头颅和颈部CT血管成像

了解颅内外大血管有无狭窄、钙化斑块及其程度、范围。

5.数字减影血管造影

动脉内溶栓时(急诊即刻安排)、拟行血管成形术、颈动脉内膜剥脱术、搭桥术;或经无创检查(经颅多普勒超声、颈动脉彩超、磁共振血管成像或计算机体层血管成像)仍不能明确诊断时进行数字减影血管造影,是明确血管病变的最可靠方法。

6.心电图检查

了解是否有房颤等心律不齐改变或脑梗死后心脏改变。

7.超声心动图检查

心脏结构、功能及是否有附壁血栓。

8.经食管超声心动图检查

能发现心脏和主动脉弓栓子源,尤其对年轻脑梗死患者找不到其他病因时,经食管超声心动图检查有时能发现潜在的右向左分流的卵圆孔未闭。

9.血常规检查

血脂、血糖、血小板记数、国际标准化比值、纤维蛋白原。

10.血液特殊检查

抗心磷脂抗体、同型半胱氨酸、S蛋白、C蛋白和动脉炎等的检查(年轻患者或有相应指征时)。

二、治疗

整体治疗、根据病因分类治疗和特殊治疗(溶栓、抗凝、降纤、神经保护剂、中医中药)。

(一)整体治疗

(1)患者平卧有助于脑灌注,尤其有基底或颈内动脉等大血管闭塞者。

(2)维持呼吸道通畅,鼻导管吸氧。

(3)避免高血糖,≥200 mg%时应该使用胰岛素。

(4)控制体温在正常水平,38 ℃以上应给予物理和药物降温。

(5)不能经口喂食者给予鼻饲,以维持机体营养需要和避免吸入性肺炎。

(6)尽量使用生理盐水,维持水和电解质平衡。

(7)血压的维持:缺血性卒中急性期过度的降压治疗可能有害,需要紧急降压处理的血压水平:收缩压>24.0 kPa(180 mmHg),舒张压>14.7 kPa(110 mmHg),可选用血管紧张素转化酶抑制剂类如卡托普利(6.25~12.5 mg,含服)、选择性 α/β 受体阻滞剂如拉贝洛尔(10~20 mg 于 2 分钟内静脉推注,每 20 分钟可重复应用,最大剂量 150 mg)或中枢性交感神经阻滞剂如可乐定(0.2~1.2 mg/d)。短效硝苯地平慎用或少用。

(8)降颅压治疗:提示可能存在颅内压增高的下列情况时,采取降颅压措施:意识障碍逐渐加重、血管主干闭塞造成的大面积梗死、影像学提示中线移位、脑沟饱满、脑室变形和小脑梗死。可选用 20%甘露醇、10%甘油果糖和呋塞米等,严重时可考虑脑室引流或去骨瓣减压术。

(9)并发症防治。①深静脉血栓形成:使用早期康复和肢体活动有助于预防深静脉血栓形成,无禁忌证者可使用小剂量低分子肝素预防。②呼吸道感染:密切观察,防治因吞咽困难误吸造成的吸入性肺炎。③癫痫:有继发癫痫者给予抗癫痫药。④应激性溃疡:使用制酸药物。⑤精神症状:幻觉妄想者可选用奋乃静 2~8 mg/d 或氯丙嗪 25~100 mg/d 或奥氮平 5~10 mg/d;兴奋紊乱者可选用氟哌啶醇 2.5~5 mg/d;抑郁者可选用 5-羟色胺选择性重摄取抑制剂类,如氟西汀、帕罗西汀、氟伏沙明、舍曲林或西酞普兰。

(10)康复治疗:神经系统症状停止进展 48 小时后可开始康复治疗。

(二)根据病因分类治疗

(1)大血管性:指由于颅内外大动脉严重狭窄或闭塞所致的脑梗死,发病机制可能是血栓形成、动脉-动脉栓塞或低灌注所致,也可能共同作用所致。发病 3~6 小时内考虑溶栓,3~6 小时后或不能溶栓者应该给予抗凝和(或)抗血小板治疗,可以应用他汀类降血脂如辛伐他丁治疗。不宜用血管扩张剂和静脉应用钙通道阻滞剂。

(2)小血管性:多数是由于高血压微小动脉脂质透明变性所致,因此,通常不用抗凝药物,可给予抗血小板药物和钙通道阻滞剂等。

(3)心源性:多数因心脏栓子栓塞脑血管所致,并存在栓子继续脱落危险,宜终身抗凝治疗。由于心源性栓塞易合并梗死后出血,而抗凝治疗可能会增加脑栓塞后出血危险性,因此,不主张梗死后早期给药。

（4）其他原因：根据不同病因给予相应治疗，如抗心磷脂抗体综合征患者可给予抗凝、激素和（或）免疫抑制剂治疗；高同型半胱氨酸血症可给予维生素 B_{12}、叶酸和维生素 B_6 联合治疗。

（三）特殊治疗

1.溶栓治疗

由于溶栓治疗有出血风险，目前仍须签知情同意书。

（1）静脉溶栓：发病在 3～6 小时内，动脉源性脑梗死（血栓形成性或动脉-动脉栓塞性）、心源性脑梗死和小血管性（腔梗）。尿激酶用法：100 万～150 万单位，溶入 100 mL 生理盐水，先静脉推注 10%（>1 分钟），余量在 1 小时内滴注完毕。阿替普酶用法：总量为 0.9 mg/kg，用法同尿激酶。

（2）动脉溶栓：发病 3～6 小时内的大脑中动脉闭塞和发病<12 小时的基底动脉闭塞。阿替普酶总量为静脉溶栓用量的 1/3 左右；尿激酶总量一般≤50 万单位。溶栓药直接向阻塞部位分次注入，重复局部造影。

（3）合并用药：24 小时后重复头颅 CT 无出血可使用低分子肝素或拜阿司匹林等抗血小板药物。

（4）溶栓禁忌证：血压>24.7/14.7 kPa（185/110 mmHg）（重复出现，积极治疗后），血糖<50 mg/dL 或>400 mg/dL，症状轻微或迅速好转，可疑蛛网膜下腔出血，起病时有癫痫发作，3 个月内有卒中或头部外伤史，3 周内有消化道和泌尿道出血史，妊娠，严重心肝肾功能不全，CT 怀疑出血、水肿占位、肿瘤、脑动静脉畸形等改变，7 天内未在不可压迫部位做动脉穿刺，有活动性内出血，两周内有大手术史，意识障碍和严重神经功能障碍（美国国立卫生研究院卒中量表评分>22，CT 有早期较大范围的缺血改变超过大脑中动脉 1/3），颅内出血病史，有出血性素质，正在应用抗凝药等。

（5）溶栓合并症及处理。①脑出血：神经体征恶化、突然的意识障碍、新出现的头痛、急性高血压、恶心呕吐。立即停止溶栓并即刻行头颅 CT 检查，急查出凝血时间和凝血酶原活动度、血小板记数、血浆纤维蛋白原。处理：可输冻血浆和 1 单位血小板。②血管再闭塞：已改善的神经功能又加重，头颅 CT 排除继发出血。处理：可用低分子肝素 0.4 mL，每 12 小时 1 次，疗程为 7～10 天。

2.抗凝治疗

不推荐缺血性卒中后患者全部抗凝治疗，但病史、神经影像学检查和微栓子监测提示有栓塞机制参与的患者可以给予抗凝治疗，如有心源性栓塞源、颅内外大动脉严重狭窄、夹层动脉瘤、经颅多普勒超声微栓子监测有微栓子信号者。抗凝药物有低分子肝素和华法林。

3.抗血小板治疗

脑梗死诊断后,在排除出血性疾病的前提下,不能进行溶栓的患者应尽快给予抗血小板药物治疗,如拜阿司匹林,剂量范围50～300 mg/d。

4.降纤治疗

早期使用可能有效。药物有巴曲酶和降纤酶,用法:隔天1次,共3次,10 U、5 U、5 U,用药前后需检查纤维蛋白原。

5.神经保护剂

目前尚无证据证实神经保护剂能影响卒中预后。可考虑应用的药物有银杏制剂、钙通道阻滞剂(考虑低灌注所致脑梗死和有大动脉严重狭窄或闭塞患者禁用)和胞二磷胆碱等。

6.中药治疗

丹参注射液、川芎等。

第二节 脑 出 血

脑出血是指原发性非外伤性脑实质内出血,高血压是脑出血最常见的原因。绝大多数为高血压病伴脑小动脉病变在血压骤升时破裂所致,称高血压性脑出血,其他病因包括脑动脉粥样硬化、血液病、脑淀粉样血管病、动脉瘤、动静脉畸形、烟雾病、脑动脉炎、颅内静脉窦血栓形成、夹层动脉瘤病、原发或转移性肿瘤、梗死性脑出血、抗凝或溶栓治疗等。

一、诊断

(一)临床表现

常发生于50～70岁,男性略多见,冬春季发病较多,多有高血压病史,常在情绪激动、用力排便、饱餐、剧烈运动时发生,数分钟到数小时达高峰,患者可有头痛、恶心、呕吐、意识障碍、血压升高、脑膜刺激征等。因出血部位及出血量不同而临床特点各异。

1.基底节区出血

基底节区出血以壳核出血多见。

(1)轻型:出血量数毫升至 30 mL,常有内囊损害体征为主要表现,即偏瘫、偏盲、偏身感觉障碍,内囊出血的患者常有头和眼转向出血病灶侧,呈"凝视病灶"状,主侧大脑半球病变常伴失语症。

(2)重型:出血量>30 mL,发病突然,意识障碍重,鼾声明显,呕吐频繁,可吐咖啡样胃内容物,两眼可向病灶侧凝视或固定于中央位,常有双侧瞳孔不等大,病灶对侧偏瘫,肌张力低,可引出病理反射,如病情发展,则昏迷程度加深,出现去脑强直或四肢弛缓性瘫痪、中枢性高热。

2.丘脑出血

除对侧肢体瘫痪外,当出血位于侧后方,偏瘫又不重时,可出现丘脑性共济失调,此时通常伴有感觉障碍或感觉运动异常(如偏身共济失调,偏身感觉障碍或感觉障碍性共济失调性偏瘫),感觉障碍常较重、失语,行为异常在丘脑出血亦较常见,优势侧半球出血的患者,常常为经皮质感觉性或混合性失语,非优势侧出血时,常可出现疾病忽视,视空间忽视,语法运用障碍,触觉、听觉、视觉缺失等,上视麻痹和眼球固定,瞳孔对光反应迟钝最为常见。

3.脑桥出血

出血量少时(<5 mL)可意识清楚,双眼向病灶侧对侧凝视。出现交叉性瘫痪,出血量大(>5 mL),患者迅速进入昏迷,双侧针尖样瞳孔,呕吐咖啡样胃内容物,中枢性高热及中枢性呼吸障碍,四肢瘫痪和去大脑强直,多在 48 小时内死亡。

4.小脑出血

起病突然,发病时神志清楚,眩晕明显,频繁呕吐,枕部疼痛,无肢体瘫痪,瞳孔往往缩小,一侧肢体笨拙,行动不稳,共济失调,眼球震颤,晚期病情加重,意识模糊或昏迷,瞳孔散大,中枢性呼吸障碍,最后死于枕大孔疝。

5.脑叶出血

以顶叶最常见,其次为颞叶、枕叶、额叶,常有头痛、呕吐、脑膜刺激征及出血脑叶的局灶定位症状,如顶叶出血,可有偏身感觉障碍、空间构像障碍等。

6.脑室出血

小量脑室出血常有头痛、呕吐、脑膜刺激征,一般无意识障碍及局灶性神经缺损体征。大量脑室出血常起病急骤、迅速出现昏迷,频繁呕吐,针尖样瞳孔,眼球分离斜视或浮动,四肢迟缓性瘫痪,可有去脑强直、呼吸深,鼾声明显,体温明显升高,多迅速死亡。

(二)辅助检查

1.CT 检查

CT 检查为首选检查,可显示新鲜血肿为圆形或卵圆形均匀高密度区,边界清楚,也可显示血肿部位、大小、形态,是否破入脑室,血肿周围有无低密度水肿带及占位效应。

2.MRI 检查

急性期对幕上及小脑出血的检测价值不如CT,对脑干出血的检测优于CT。

3.数字减影脑血管造影

怀疑脑血管畸形、烟雾病、血管炎等,尤其是血压正常的年轻患者应考虑行该项检查。

4.脑脊液检查

颅内压升高,脑脊液多呈洗肉水样均匀血性。因有诱发脑疝的危险,仅在不能进行头颅 CT 检查,且临床无明显颅内压增高表现时进行。怀疑小脑出血时禁行腰穿。

5.其他辅助检查

血、尿、粪便、肝肾功能、凝血功能、心电图等。

(三)诊断标准

(1)活动或情绪激动时突然发病,进展迅速。

(2)意识障碍,头痛,呕吐,有偏瘫、失语等脑部局灶体征。

(3)头颅 CT 检查发现高密度病灶。

二、鉴别诊断

1.脑梗死

安静或睡眠中起病多见,意识障碍可能较轻,头部 CT 表现为脑实质内低密度病灶等。

2.蛛网膜下腔出血

发病年龄较轻,起病常较急骤,头痛常见且剧烈,但血压多正常亦可升高,神经系统体征以脑膜刺激征为主。头颅 CT 示脑池、脑室及蛛网膜下腔内高密度影。脑脊液为均匀一致血性。

3.引起昏迷的全身性中毒及代谢性疾病

主要从病史及相关实验室检查提供线索,头颅 CT 无出血性改变。

4.外伤性颅内血肿

多有外伤史，头颅 CT 可发现血肿。

5.肿瘤、动脉瘤、动静脉畸形等引起的脑出血

头颅 CT、MRI、磁共振血管成像及数字减影血管造影检查常有相应发现。

三、治疗

(1)保持安静，卧床休息，加强护理，有意识障碍、消化道出血宜禁食 24～48 小时，然后酌情放置胃管。

(2)水、电解质平衡和营养：防止低钠血症，以免加重脑水肿。

(3)控制脑水肿：①20％甘露醇 125～250 mL，每 6～8 小时 1 次，疗程为 7～10 天，如有脑疝形成征象，可快速加压经静脉推注。冠心病、心肌梗死、心力衰竭和肾功能不全者慎用。②呋塞米静脉注射，每次 40 mg，每天 2～4 次，常与甘露醇合用，增强脱水效果。③甘油果糖静脉滴注，成人一般每次 200～500 mL，每天 1～2 次，200 mL 需 2.5～3 小时滴完，疗程为 1～2 周，剂量可视年龄和症状调整。宜在症状较轻或好转期使用，用量过大或过快易发生溶血。

(4)控制高血压：根据患者年龄，病前有无高血压及病后血压情况等确定最适血压水平，一般来讲收缩压>30.7 kPa(230 mmHg)，舒张压>18.7 kPa(140 mmHg)可考虑使用硝普钠 0.5～1.0 μg(kg·min)；收缩压在 24.0～30.7 kPa(180～230 mmHg)或舒张压在 14.0～18.7 kPa(105～140 mmHg)，宜口服卡托普利、倍他乐克等；收缩压在 24.0 kPa(180 mmHg)以内或舒张压在 14.0 kPa(105 mmHg)以内，可观察，而不用降压药。急性期后颅内压增高不明显而血压持续升高者，应进行系统抗高血压治疗把血压控制在较理想水平。如急性期血压骤降则提示病情危重，应及时给予多巴胺、间羟胺等。

(5)并发症的防治。①感染：早期病情较轻者，可不用抗生素，合并意识障碍的老年患者易并发肺部感染，或留置导尿管易合并尿路感染可给予预防性抗生素治疗。②应激性溃疡：预防可用西咪替丁每天 0.2～0.4 g，静脉滴注。雷尼替丁 150 mg，口服，每天 1～2 次，一旦出血应按上消化道出血的常规进行治疗。③痫性发作：全面发作为主，可静脉缓慢推注地西泮 10～20 mg 或苯妥英钠 15～20 mg/kg，控制发作。不需长期治疗。④中枢性高热：物理降温或药物降温。

第三节 多发性神经病

多发性神经病也称末梢神经炎或多发性神经炎。多发性神经病是由各种原因所致的周围神经病,包括遗传性、感染后或变态反应性、中毒性、营养缺乏性、代谢性神经病等。临床主要表现为四肢对称性感觉障碍、下运动神经元性瘫痪和自主神经功能障碍。

一、诊断

(一)临床表现

1.起病形式

急性、亚急性、慢性进行性和复发性等。

2.发病年龄

任何年龄均可受累,遗传性周围神经病通常有家族遗传史。

3.感觉障碍

感觉异常(疼痛、麻木、蚁走感及烧灼感等);客观检查可发现手套-袜套型深浅感觉障碍,神经干压痛等。

4.运动障碍

肢体远端对称性肌肉无力和萎缩。

5.腱反射改变

腱反射降低或消失,以跟腱反射降低或消失最为常见。

6.自主神经障碍

多汗或少汗、皮肤粗糙、干燥、变薄、发亮及指甲(趾甲)松脆等;还可有直立性低血压、阳痿、括约肌功能障碍等。

(二)实验室检查

1.脑脊液检查

一般正常,少数可见蛋白增高。

2.肌电图和神经传导速度测定

(1)鉴别神经源性损害和肌源性损害。

(2)鉴别轴索损害和髓鞘损害,前者肌电图表现为神经源性损害,神经传导速度正常或轻度减慢,但波幅降低;后者表现为传导速度减慢,如未继发轴索损害则表现为传导速度减慢,而肌电图正常。

3.周围神经活检

原因不明的周围神经病应行腓肠神经活检,有助于对病变的性质和程度的确定。

(三)诊断标准

(1)根据病史和起病的特点。

(2)周围神经病的典型临床表现。

(3)肌电图和神经传导速度测定结果。

(4)腓肠神经活检等。

(5)病因诊断:周围神经病的病因诊断非常重要,是进行治疗的主要依据。

二、鉴别诊断

(一)脊髓病变

在某些脊髓病变的临床表现可类似周围神经病变,如运动神经元病、脊髓灰质炎、脊髓空洞症等,可出现下运动神经元受累的体征,但详细的病史、仔细的体格检查明确病变的分布特点以及肌电图检查有助明确。

(二)神经根或神经丛病变

通常有神经根的刺激症状,运动及感觉症状按根性或神经丛性分布,肌电图检查对于协助判断受累神经的分布和明确诊断有重要价值。

(三)神经肌肉接头疾病

如重症肌无力,临床上表现为易疲劳和波动性肌肉无力,而且无感觉障碍。肌电图和神经传导速度通常正常,而重复神经刺激通常异常,全身型者重复神经刺激阳性率较高。

(四)肌病

临床也可表现为肌肉无力和萎缩以及腱反射降低等。但肌肉无力以近端为主,无感觉障碍,大多数人伴有肌酶谱增高。肌电图为肌源性损害可明确诊断,必要时可行肌活检。

三、治疗

(一)病因治疗

1.中毒性周围神经病

应采取措施停止毒物继续进入体内,并加速排出和应用可能的解毒剂。砷

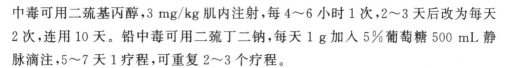

中毒可用二巯基丙醇,3 mg/kg 肌内注射,每 4~6 小时 1 次,2~3 天后改为每天 2 次,连用 10 天。铅中毒可用二巯丁二钠,每天 1 g 加入 5％葡萄糖 500 mL 静脉滴注,5~7 天 1 疗程,可重复 2~3 个疗程。

2.吉兰-巴雷综合征

可进行血浆置换,免疫球蛋白静脉滴注以及应用皮质类固醇激素等。

3.营养缺乏和代谢障碍

应补充各种维生素类以及对原发病如糖尿病和尿毒症等进行治疗。

(二)对症治疗

(1)疼痛:可用卡马西平、双氯芬酸、对己酰氨基酚、布洛芬及三环类药物等。

(2)B族维生素及神经营养药物等。

(3)血管扩张药物:如烟酸等。

(4)局部溃疡:可用溃疡膏等。

(三)一般治疗

对重症患者应加强护理;对瘫痪肢体应保持功能位,以利于防止关节挛缩和畸形;必要时使用夹板和支架进行固定。

(四)各种康复治疗

理疗、针灸、按摩、主动和被动功能锻炼等均有助于康复。

第四节 多发性硬化

多发性硬化是中枢神经系统白质脱髓鞘疾病,其病因不清,病理特征为中枢神经系统白质区域多个部位的炎症、脱髓及胶质增生病灶。临床上多为青壮年起病,症状和体征提示中枢神经系统多部位受累,病程有复发缓解的特征。

一、诊断

(一)临床表现

1.发病年龄

发病通常在青壮年,20~30 岁是发病的高峰年龄。10 岁以前或 60 岁以后很少发病。但有 3 岁和 67 岁发病的报道。

2.发病形式

起病快慢不一,通常急性起病或亚急性起病。病程有加重与缓解交替。临床病程会由数年至数十年,亦有极少数重症患者在发病后数月内死亡。部分患者首次发作症状可以完全缓解,但随着复发,缓解会不完全。

3.症状和体征

可出现中枢神经系统各部位受累的症状和体征。其特征是症状和体征复杂,且随着时间推移,其性质和严重程度也发生着变化。

(1)视觉症状包括复视,视觉模糊,视力下降,视野缺损及同向偏盲。眼底检查可见有视神经炎的改变,晚期可出现视神经萎缩。内侧纵束病变可造成核间麻痹,是多发性硬化的重要体征。其特征表现为内直肌麻痹而造成一侧眼球不能内收,并有对侧外直肌无力和眼震。

(2)某些患者三叉神经根部可能会损害,表现为面部感觉异常,角膜反射消失。三叉神经痛应考虑多发性硬化的可能。

(3)其他如眩晕、面瘫、构音障碍、假延髓性麻痹均可以出现。

(4)肢体无力是最常见的体征。单瘫,轻偏瘫,四肢瘫均能见到,还可能有不对称性四肢瘫。肌力常与步行困难不成比例。某些患者,特别是晚发性患者,会表现为慢性进行性截瘫,可能只出现锥体束征及较轻的本体觉异常。

(5)小脑及其与脑干的联系纤维常常受累,引起构音障碍、共济失调、震颤及肢体协调不能,其语言具有特征性的扫描式语言,系腭和唇肌的小脑性协调不能加上皮质脑干束受累所致。出现查科三联征:构音不全,震颤及共济失调。

(6)排尿障碍症状包括尿失禁、尿急、尿频等。排便障碍少于排尿障碍。男性患者可以出现性欲降低和阳痿。女性性功能障碍亦不少见。

(7)感觉异常较常见。颈部被动或主动屈曲时会出现背部向下放射的闪电样疼痛,即莱尔米特征,提示颈髓后柱的受累。各种疼痛除莱尔米特征外,还有三叉神经痛、咽喉部疼痛、肢体的痛性痉挛、肢体的局部疼痛及头痛等。

(8)精神症状亦不少见,常见有抑郁,欣快,亦有可能合并情感性精神病。认知、思维、记忆等均可受累。

(二)辅助检查

1.影像学检查

MRI是最有用的诊断手段。90%以上的患者可以通过MRI发现白质多发病灶,因而是诊断多发性硬化的首选检查。T_2加权相是常规检查,质子相或压水相能提高检查的正确率。典型改变应在白质区域有4处直径>3 mm的病灶,或

3 处病灶至少有一处在脑室旁。

2.脑脊液检查

对于诊断可以提供支持证据。脑脊液 γ 球蛋白改变以及出现寡克隆区带，提示鞘内有免疫球蛋白合成,这是多发性硬化的脑脊液改变之一。

3.电生理检查

视觉诱发电位及脑干诱发电位对发现临床病灶有重要意义。视觉诱发电位对视神经、视交叉、视束病灶非常敏感。

(三)诊断标准

基于病史、神经科检查及实验室检查提示中枢神经系统多部位病灶可以提示诊断。可以按以下标准对多发性硬化进行诊断。

(1)临床确诊病史和神经科检查提示不止一处病灶,且有二次以上的发作,以及有 MRI 或诱发电位提示的多病灶证据。

(2)实验室支持的确诊病史和体检有两处以上病灶的证据。假若只有一处,则 MRI 或者诱发电位提示另一处病灶的证据。另外,脑脊液 IgG 检查异常。

(3)临床很可能为多发性硬化病史和体征仅有一项提供两处以上病灶的证据。如果仅有病史提供一处病灶,而另一处病灶由神经系统检查提供,诱发电位或 MRI 提供另一处其他的病灶。此类中脑脊液 IgG 正常。

(4)多发性硬化的变异型:①原发性进展型起病后进行加重,更常见于老年患者,主要表现为脊髓病,头部 MRI 可没有病灶,但视觉诱发电位异常并不少见。②马尔堡型表现为快速进展,病情严重,通常在第 1 年死亡。③德维克氏综合征又称为视神经脊髓炎,主要为视神经和脊髓的脱髓鞘病。视力障碍及横贯性脊髓损害是其主要的临床表现,通常一只眼先受累,几小时后或几周后另一只眼受累。脊髓病以胸段常见。亦有患者先表现为脊髓病,随后表现有视神经病。④希尔德病是儿童最重的多发性硬化,病理学类似多发性硬化,但病灶融合成片,累及双侧半球。

二、鉴别诊断

(一)急性播散性脑脊髓炎

多发性硬化的首次发作应与该病鉴别。急性播散性脑脊髓炎在感染后或接种后发生,通常见于儿童。两者的鉴别比较困难,大约有 25％ 的患者最后会发展为多发性硬化。病理学上两者的病灶是一致的。

(二)感染性疾病

如莱姆病,该病可累及中枢神经系统,表现有痉挛性截瘫,小脑体征,脑神经病。多发性硬化所具有的 MRI 和脑脊液改变也可见于该病。该病的诊断依于急性症状、皮疹、血清和脑脊液中抗螺旋体抗体阳性。其他的感染性疾病如获得性免疫缺陷综合征合并的脊髓病及梅毒的临床表现上均可类似多发性硬化,因而需做此方面的血清学检查予以鉴别。对于长期应用免疫抑制剂患者应考虑可能存在进行性多灶性白质脑病。

(三)自身免疫性疾病

可在 MRI 有类似多发性硬化的表现。如系统性红斑狼疮、结节性多动脉炎、干燥综合征、白塞病以及结节病。这些病的神经系统外表现足以鉴别该病,如有困难,可以进行血清自身抗体检查及病理检查进行鉴别。

(四)副肿瘤综合征

可有小脑体征,特别在老年患者需要进行鉴别。

(五)遗传性共济失调

典型患者鉴别不难,如果仅有共济失调或锥体束征则诊断会困难。特别要注意鉴别遗传性痉挛性截瘫。

(六)其他

(1)亚急性联合变性:所有多发性硬化患者均需鉴别该病。所有脊髓型多发性硬化均需测定血清维生素 B_{12} 水平。

(2)肾上腺脊髓神经病:对于进行性痉挛性截瘫的女性患者,应检查血清长链脂肪酸,以排除该病的杂合子携带者。

(3)脑血管病、脑和脊髓肿瘤以及蛛网膜囊肿等通过 MRI 可做出鉴别。小脑扁桃体下疝畸形、颈椎病脊髓型等亦需进行鉴别。要注意脑血管病、颈椎病与多发性硬化共存的情况。

三、治疗

(一)激素治疗

糖皮质激素具有抗炎和免疫抑制作用,用于治疗多发性硬化可以缩短病程和减少复发。急性发作较严重,可给予甲泼尼龙 1 000 mg 加入 5%葡萄糖 500 mL 中静脉滴注,3～4 小时滴完,连续 3 天,然后口服泼尼松治疗:80 mg/d,

10～14 天,以后可根据病情调整剂量和用药时间,逐渐减量。亦可予地塞米松 10～20 mg/d,或氢化可的松 200～300 mg/d,静脉滴注,一般使用 10～14 天后改服泼尼松。从对照研究来看,激素治疗可加速急性发作的缓解,但对于最终预后的影响尚不清楚。多数学者认为不宜使用促皮质激素。

(二)干扰素治疗

目前认为可能改变多发性硬化病程和病情。有两种制剂,β1a 和 β1b。这些药物治疗可能降低复发缓解期的发作次数 30%,也可降低症状的严重程度。β 干扰素治疗的不良反应较小,有些患者可能产生肝功能异常及骨髓抑制。

(三)免疫抑制剂

1.环磷酰胺

成人剂量一般为 0.2～0.4g 加入 0.9%生理盐水 20 mL 中静脉滴注,隔天 1 次,累计总量 8～10 g 为一疗程。

2.硫唑嘌呤

口服剂量 1～2 mg/kg,累计剂量 8～10 g 为一疗程。

3.甲氨蝶呤

对于进展性多发性硬化可能有效,剂量为 7.5～15 mg,每周 1 次。使用免疫抑制剂时应注意其毒副作用。

(四)共聚物-1

共聚物-1 是一种由 L-丙氨酸、L-谷氨酸、L-赖氨酸和 L-酪氨酸按比例合成的多肽混合物。它在免疫化学特性上模拟多发性硬化的推测抗原,可清除自身抗原分子,对早期复发缓解型多发性硬化患者可减少复发次数,但对重症患者无效。用法为每天皮下注射 120 mg。

(五)其他

如基因治疗、T 细胞单克隆抗体等治疗尚未用于临床。

(六)对症治疗

减轻痉挛,可用巴氯芬 40～80 mg/d,分数次给予,地西泮和其他肌松药也可给予。尿失禁患者应注意预防泌尿道感染。有痛性强直性痉挛发作或其他发作性症状,可予卡马西平 0.1～0.2 mg,每天 3 次口服,应注意该药对于血液系统和肝功能的不良反应。功能障碍患者应进行康复训练,加强营养。注意预防肺部感染。感冒、妊娠、劳累可能诱发复发,应注意避免。

第 四 章

消化系统疾病

第一节 急性胃炎

急性胃炎是由各种原因所致的胃黏膜急性炎性病变。急性胃炎分类方法众多,尚未统一,最新的分类法是 1990 年第九届世界胃肠病学悉尼会议提出的分类方法,参照该分类法,急性胃炎按病因分为急性药物性胃炎、急性应激性胃炎、急性酒精性胃炎、急性腐蚀性胃炎、急性感染性胃炎、急性化脓性胃炎、急性食物中毒性胃炎、急性碱反流性胃炎、缺血性胃炎、放射性胃炎、机械创伤性胃炎等,以下面几种最常见。

一、急性药物性胃炎

急性药物性胃炎是由各种药物引起的胃黏膜充血、水肿、糜烂。临床最为常见的是水杨酸盐类等非甾体抗炎药,其他还有肿瘤化疗药、氯化钾、铁剂、碘剂、洋地黄、肾上腺皮质激素等。

(一)诊断

1.临床表现

因药物种类和剂量不同,起病急缓、症状轻重不一。肿瘤化疗药引起者多于用药后数小时至 24 小时内发作,以剧烈恶心、呕吐为主要表现;拜阿司匹林引起者常于服药后 1 周左右出现症状,主要表现为上腹饱胀、隐痛、食欲减退、恶心等,严重者可有呕血、黑便。体检可有上腹或脐周轻度压痛,肠鸣音亢进。多数停药后短期内可消失。

2.辅助检查

X 线钡餐可见病变区胃黏膜粗糙,局部激惹。内镜检查可见胃黏膜充血、水肿、渗出、斑点状出血或糜烂等。

3.诊断标准

根据用药史、典型临床表现,结合胃镜检查可诊断。主要并发症为上消化道出血、脱水、电解质紊乱、酸碱平衡失调。

(二)鉴别诊断

本病应注意和早期急性阑尾炎、急性胆囊炎、急性胰腺炎及 AMI 等鉴别。

(三)治疗

(1)去除病因,休息、清淡流质饮食,必要时禁食 1～2 餐。

(2)腹痛者可给解痉剂,呕吐剧烈者应注意纠正水、电解质、酸碱平衡紊乱。

(3)可应用抑酸剂和胃黏膜保护剂。

(4)上消化道出血者对症止血,可口服肾上腺素冰盐水,病变局限者可内镜下止血。

二、急性应激性胃炎

急性应激性胃炎指各种应激状态下,胃和十二指肠黏膜发生的以糜烂和溃疡性损害为特征的一组急性胃黏膜出血病变,为上消化道出血的常见原因之一。引起应激的因素有严重感染、严重创伤、颅内病变、大手术、休克、心功能衰竭、呼吸衰竭、肾衰竭、肝衰竭、黄疸、大面积烧伤、代谢性酸中毒、大量应用肾上腺皮质激素等。

本病典型损害为多发性糜烂和浅溃疡(若病变累及黏膜肌层以下则称为应激性溃疡),周围炎症轻,常有出血灶,以胃体为主,可累及全胃,甚至可延伸至食管或十二指肠。

(一)诊断

1.临床表现

有上述应激因素存在,常在应激后 24 小时出现黏膜糜烂,2～4 天出现呕血及黑便,也有 24 小时内或 2～3 周后发生者,出血量一般不大,常呈间歇性。可伴有上腹隐痛、烧灼痛、腹胀、恶心、呕吐。大量出血者占 1‰～10‰,可出现晕厥或休克。

2.辅助检查

上消化道造影检查缺乏实际诊断价值,应于发病 24～48 小时内进行急诊内镜检查,镜下见到胃黏膜糜烂、出血或浅表溃疡可确诊,若结果为阴性而出血不止应行血管造影检查,明确出血部位同时可栓塞止血。

3.诊断标准

根据各种严重疾病史,典型临床表现及急诊胃镜可诊断。主要并发症有失血性休克。

(二)鉴别诊断

应与消化性溃疡、食管静脉曲张破裂、胃癌、弥散性血管内凝血等引起上消化道出血的疾病相鉴别。

(三)治疗

(1)积极治疗原发病,除去致病因素。

(2)禁食、卧床休息,严密监测生命体征。

(3)积极补充血容量,必要时输血,纠正休克。

(4)止血:静脉用抑酸剂维持胃内 pH>7.4;弥漫性胃黏膜出血可用8%去甲肾上腺素冰盐水溶液,分次口服;呕血停止后可予以胃黏膜保护剂;小动脉出血者可在胃镜直视下采取止血夹、高频电凝或激光凝固止血,也可用 1:10 000 肾上腺素盐水或硬化剂注射,如经上述治疗仍未能控制的大出血者,可考虑手术治疗。

三、急性酒精性胃炎

急性酒精性胃炎是由乙醇引起的胃黏膜损伤,乙醇能迅速被胃黏膜吸收,通过不同机制导致胃黏膜充血、水肿、糜烂、出血。

(一)诊断

1.临床表现

过量饮酒后出现剧烈胃灼热、反酸、恶心、呕吐,严重者可有呕血、黑便。体检可有上腹或脐周压痛。

2.辅助检查

X 线钡餐可见病变区胃黏膜粗糙,局部激惹。内镜检查可见胃黏膜充血、水肿、渗出、斑点状出血或糜烂等。

3.诊断标准

根据饮酒史、典型临床表现,结合胃镜检查可诊断。主要并发症为上消化道出血、脱水、电解质紊乱、酸碱平衡失调。

(二)鉴别诊断

本病应注意和早期急性阑尾炎、急性胆囊炎、急性胰腺炎及 AMI 等鉴别。

(三)治疗

(1)休息、清淡流质饮食,必要时禁食 1～2 餐,轻者可短期恢复。

(2)腹痛者可给解痉剂,反酸者可应用抑酸剂和胃黏膜保护剂。

(3)呕吐剧烈者注意纠正水、电解质、酸碱平衡紊乱,呕血、黑便者对症止血。

四、急性腐蚀性胃炎

急性腐蚀性胃炎是指吞服强酸、强碱及其他腐蚀剂所引起的胃黏膜腐蚀性炎症。强酸(如浓盐酸、硫酸、硝酸)、强碱(氢氧化钾、氢氧化钠)或其他腐蚀剂(来苏尔即甲酚皂溶液、氯化汞、砷、磷)等均可引起腐蚀性胃炎。胃壁损伤程度与吞服的腐蚀剂的种类、剂量、浓度、胃内有无食物及与黏膜接触的时间长短有关。轻者引起胃黏膜充血、水肿、糜烂、出血、溃疡,重者可穿孔,后期可出现食管和胃瘢痕狭窄。

(一)诊断

1.临床表现

有吞服强酸、强碱等腐蚀剂史,症状与腐蚀剂种类有关。吞服后多立刻出现口腔、咽喉、胸骨后及上腹部剧烈疼痛,常伴有吞咽疼痛、咽下困难、恶心呕吐,呕吐物可呈血样,或含有脱落坏死的胃壁组织,严重者可出现食管或胃穿孔的症状,食管穿孔可导致食管气管瘘及纵隔炎,胃穿孔可引起休克、急性腹膜炎。体检可发现唇、口腔、咽喉因接触各种腐蚀剂而产生颜色不同的灼痂,如硫酸致黑色痂、盐酸致灰棕色痂、硝酸致深黄色痂、强碱致透明性水肿等。上腹部明显压痛,胃穿孔者可出现腹膜炎体征。部分腐蚀剂吸收后可出现急性肾功能损伤,急性期常并发细菌感染。急性期过后,常出现幽门梗阻,食管或贲门狭窄等表现。

2.辅助检查

食管或胃穿孔者腹部 X 线透视可见纵隔、皮下气肿或膈下游离气体。急性期胃镜检查属禁忌,上消化道钡餐检查对诊断帮助不大,后期可协助了解病情和并发症。

3.诊断标准

根据吞服强酸、强碱等腐蚀剂病史,结合临床表现可做出诊断。

(二)治疗

(1)禁食水,严禁洗胃及使用催吐剂。尽早饮用蛋清、牛乳或植物油,服强酸者可口服弱碱性液体中和,如镁乳 60 mL,避免用易产气的小苏打,服强碱者可用弱酸溶液中和,如稀醋酸或适量果汁。

(2)置入胃管,可为以后食管狭窄扩张做准备。

(3)镇痛,积极防治休克、感染,警惕穿孔。

(4)支持治疗,维持水、电解质、热量平衡。

(5)急性期过后,可酌情施行食管扩张术,必要时进行手术治疗。

五、急性感染性胃炎

急性感染性胃炎多继发于全身系统性感染,或发生在器官移植、肿瘤晚期化疗、获得性免疫缺陷综合征等全身免疫功能低下的患者中。常见病原体有以下几种。①细菌:由身体其他器官的感染灶通过血液循环或淋巴到达胃黏膜,引起急性炎症。常见的细菌有肺炎链球菌、链球菌、伤寒沙门菌、白喉等其他一些细菌。吞服幽门螺杆菌也可表现一过性急性胃炎,但在临床上尚未见有关该菌引起急性胃炎的报道。②病毒:在免疫力低下的患者胃内可发现巨细胞病毒和疱疹病毒。

病理多表现为全胃弥漫性炎症,胃黏膜充血、水肿、甚至广泛出血、糜烂,镜下可见到菌体及大量的中性粒细胞浸润。由幽门螺杆菌引起的则表现为黏膜下大量的中性粒细胞和嗜酸性粒细胞浸润,并有小的脓肿形成。由巨细胞病毒感染引起者,在细胞内可见大量的包涵体,且胃黏膜皱襞增粗。

(一)诊断

1.临床表现

有免疫力低下的背景或系统性感染的证据,同时有上腹痛、腹胀、食欲减退、恶心、呕吐等症状,严重者可有消化道出血,可伴有发热等其他全身症状。查体体温可升高,有上腹压痛,其他系统感染有相应表现。由幽门螺杆菌引起的急性胃炎,多在2~3个月后转为慢性胃炎。

2.辅助检查

血常规白细胞计数可升高或正常,中性粒细胞比例或淋巴细胞比例上升,合并系统性感染者血细菌培养可呈阳性。X线检查可见胃黏膜增粗,局部激惹,内镜检查有全胃弥漫性炎症,胃黏膜充血、水肿,甚至广泛出血、糜烂。

3.诊断标准

免疫力低下或系统性感染的患者,有上消化道症状和上腹压痛,结合内镜检查及病理表现,可诊断。并发症有消化道出血,穿孔少见。

(二)鉴别诊断

其他急性胃炎、消化性溃疡、急性胆囊炎、急性胰腺炎、急性阑尾炎、急性肠梗阻、AMI 等。

(三)治疗

积极治疗原发病,应用抗生素控制感染,急性期可进行胃肠外营养,减轻胃的负担,应用抑酸剂和黏膜保护剂,对症处理上腹部症状。

六、急性化脓性胃炎

急性化脓性胃炎是一种罕见的重症胃炎,又称疏松结缔组织炎性胃炎。本病多发生于免疫力低下,且有身体其他部位感染灶的患者,致病菌通过血液循环或淋巴扩散到胃,常见的致病菌为溶血性链球菌,但有时也可由肺炎链球菌、葡萄球菌、铜绿假单胞菌、炭疽杆菌、产气荚膜梭状芽孢杆菌引起。炎症主要累及黏膜下层,但也可穿透肌层达浆膜层,发生穿孔时可致化脓性腹膜炎,于胃小静脉内可见血栓形成,由产气芽孢杆菌引起者,胃壁可增厚,内有气泡,胃腔扩张。

(一)诊断

1.临床表现

起病急骤,剧烈的上腹痛、恶心、呕吐,有时于呕吐物中可见坏死的胃黏膜组织,伴有寒战、高热,发生急腹症时则表现化脓性腹膜炎的症状和体征。

2.辅助检查

血常规白细胞计数可升高,中性粒细胞比例上升,可见中毒颗粒,血培养有时可找到致病菌。腹部 X 线平片见胃腔大量积气,伴有穿孔者,可见膈下游离气体,B 超、CT 检查,可见胃壁增厚,由产气芽孢杆菌引起者,胃壁内可见由气泡形成的低密度改变。内镜检查有全胃弥漫性炎症,胃黏膜严重充血、水肿,甚至广泛出血、糜烂,皱襞粗大结节样,有的有局部脓肿形成。

3.诊断标准

免疫力低下,且有身体其他部位感染灶的患者,急性起病,剧烈上腹痛、恶心、呕吐,伴有全身中毒症状,腹部 X 线平片示胃腔积气,超声或 CT 发现胃壁增厚,排除穿孔可行胃镜检查,如有上述炎症表现可诊断。并发症有穿孔、化脓性腹膜炎、感染性休克等。

(二)鉴别诊断

需与其他急性胃炎、消化性溃疡穿孔、化脓性胆管炎、急性胰腺炎、急性阑尾炎穿孔、急性肠梗阻等鉴别。

(三)治疗

本病一旦发生,病情危重,病死率高,如能及时发现,并行全胃切除术,静脉滴注大剂量广谱抗生素,并予以全胃肠外营养、维持内环境稳定和抗休克治疗,能明显降低病死率。

第二节 溃疡性结肠炎

溃疡性结肠炎是一种原因不明的慢性结肠炎,病变限于结肠黏膜,多累及远段结肠,向近段扩展,临床上以腹泻、黏液脓血便、腹痛和里急后重为主要症状,病程长,反复发作,病情轻重不等。病因尚未完全阐明,主要认为与感染、免疫异常、遗传、精神因素有关。

一、诊断

(一)临床表现

1.腹泻

腹泻为主要症状,腹泻轻重不一,轻者每天 2～3 次,重者每天可达 10～30 次,多为黏液血便,常有里急后重。

2.腹痛

腹痛部位一般在左下腹或下腹部,亦可波及全腹,常为阵发性痉挛性疼痛,多发生于便前或餐后,有腹痛-便意-便后缓解规律。

3.全身症状

急性发作期常有低热或中等发热,重症可有高热,但不伴畏寒或寒战。其他还有上腹不适、嗳气、恶心、消瘦、贫血、水电解质平衡紊乱、低蛋白血症等。

4.肠外表现

主要为关节炎,皮肤黏膜病变和眼部病变,其发生率较克罗恩病为低,而且在结肠炎控制后可以恢复。

5.并发症

病程较长,病情严重者常有局部和全身并发症,主要有大量便血,肠穿孔、肠狭窄、中毒性结肠扩张,少数患者可癌变。

6.直肠指诊

常有触痛,指套染血。

(二)辅助检查

1.实验室检查

(1)血液检查:贫血常见,急性期有中性粒细胞增多,血小板数可明显升高,血纤维蛋白原增加。活动期红细胞沉降率加速,C反应蛋白增高。严重者血浆总蛋白及清蛋白降低,α_1和α_2球蛋白明显升高,γ球蛋白下降提示预后不良。电解质平衡紊乱常以低钾最为突出。

(2)粪便检查:黏液脓血便,镜检见大量红、白细胞和脓细胞。急性发作期可见巨噬细胞。粪便病原学检查可排除感染性结肠炎。

(3)免疫学检查:活动期IgG、IgM常增高。

2.X线检查

腹部X线平片可根据肠腔内径和肠壁厚度及结肠袋数目和宽度等辅助判断病变严重程度和范围。钡剂灌肠早期可见结肠黏膜紊乱,肠壁痉挛,多发线性溃疡引起肠管壁边缘毛糙,呈锯齿状。晚期可见结肠袋消失,肠壁变硬、肠管缩短,管腔狭窄以及炎性息肉引起的充盈缺损。

3.结肠镜检查

对诊断有重要价值,但急性期重型患者宜慎重,防止穿孔。镜下可见肠黏膜有多发浅溃疡,覆有脓血性分泌物,黏膜呈细颗粒状,弥漫性充血、水肿,脆性增加易出血。晚期有肠壁增厚,肠腔狭窄,假性息肉形成。在病程较长的慢性病例中可见溃疡、糜烂、充血、水肿等急性期病变与炎性息肉、肠腔狭窄等增生性病变并存。

(三)诊断标准

1993年全国慢性非感染性肠道疾病学术研讨会制订的本病诊断标准如下。

1.临床表现

持续性或反复发作性黏液血便、腹痛伴有不同程度的全身症状。不应忽视少数仅有便秘或不出现血便的患者。既往史及体检中要注意关节、口腔、眼、浆膜、皮肤、肝、脾等肠道外的临床表现。

2.结肠镜检查

(1)黏膜有多发性浅表溃疡,伴有充血、水肿,病变多由直肠起始,且呈弥漫性分布。

(2)黏膜粗糙呈细颗粒状,脆弱易于出血,或覆盖有脓血性分泌物。

(3)可见假性息肉,结肠袋往往变钝或消失。

3.黏膜活检组织学检查

呈现炎症性反应,同时常可见黏膜糜烂、溃疡、隐窝脓肿、腺体排列异常、杯状细胞减少及上皮变化。

4.钡剂灌肠

(1)结肠黏膜粗乱或有细颗粒样变化。

(2)多发性浅龛影或小的充盈缺损。

(3)结肠肠管缩短,结肠袋消失或呈管状外观。

5.手术切除或病理解剖

可见肉眼或组织学的溃疡性结肠炎特点。

二、鉴别诊断

(一)慢性细菌性痢疾

常有急性细菌性痢疾史,粪便或内镜检查所取得黏液脓血培养,可分离出痢疾杆菌。

(二)慢性阿米巴肠病

该病主要以近端结肠为主,溃疡边缘为潜行性,溃疡之间的黏膜多正常,粪便中可找到溶组织阿米巴滋养体或包囊,抗阿米巴治疗有效。

(三)克罗恩病

病变主要侵犯回肠末端,腹痛常见于右下腹、为持续性,排便后不缓解,粪便常无鲜血,常可在右下腹触及肿块,内镜检查可见病变呈节段性分布,溃疡之间黏膜大致正常。多无渗出性或接触性出血。黏膜活检对诊断有帮助。

(四)血吸虫病

有流行区疫水接触史,可有肝大、脾大、血嗜酸性粒细胞增多等临床表现,结肠镜检查并在直肠、乙状结肠交界处活检,找血吸虫卵可阳性。粪便检出血吸虫卵或孵化毛蚴阳性,抗血吸虫治疗好转。

三、治疗

根据病变部位,病情轻重,并发症的有无以及病期的不同制订个体化的治疗方案。治疗目标是缓解症状。

(一)一般治疗

1.休息

注意休息对急性期患者非常重要,并减少精神体力负担,随病情好转逐渐增加体力活动。

2.饮食

注意营养补充,宜少量多餐,摄入足够热量和多种维生素,进食少渣食物,以减轻高纤维素对结肠黏膜机械性损伤。

3.对症治疗

对腹痛患者可酌情用抗胆碱能药物,但不宜多用,以免促发急性结肠扩张。腹泻严重者可谨慎试用地芬诺酯或洛哌丁胺。治疗贫血可给予输血、补充铁剂及叶酸。严重腹泻、脱水者注意维持水、电解质平衡,纠正酸碱平衡紊乱。

4.静脉营养

病情严重,或手术前后,合并肠瘘、肠梗阻、短肠综合征者可采用完全肠道外营养。

(二)药物治疗

1.柳氮磺吡啶

适用于轻型患者,对于经皮质激素治疗已有缓解者,在激素减量时,用于巩固疗效,减少复发。柳氮磺吡啶用法为发作期每天 3～4 g,分 4 次口服,病情缓解后改为每天 2 g,维持 1～2 年。近年来 5-氨基水杨酸制剂亦应用于临床。在病变限于直肠或乙状结肠者,可用柳氮磺吡啶或 5-氨基水杨酸灌肠。也可使用栓剂。

2.肾上腺皮质激素

皮质激素对急性发作期有较好疗效。口服是常用的给药方法,一般用泼尼松或泼尼松龙每天 30～40 mg,重症可达 60 mg。病情控制后逐渐减量至每天 10～15 mg,维持半年左右停药。暴发型患者常用氢化可的松每天 200～300 mg 静脉滴注,可起到较快的效果。皮质激质亦可用于局部灌肠,每天用琥珀酸氢化可的松 100 mg 保留灌肠,每天 1～2 次,对远端直肠或左半结肠病变效果较好。

3.免疫抑制剂

对水杨酸类和皮质激素治疗无效者可试用,或作为激素的辅助治疗,在巩固疗效期间加用,可减少激素的用量和不良反应。如硫唑嘌呤,一般每天 1.5 mg/kg,分次口服,用药过程中定期检查血象。对激素治疗无效患者可考虑用环孢素治疗。

第三节　肝　硬　化

肝硬化是由一种或多种原因长期或反复作用于肝脏引起的肝脏慢性、进行性、弥漫性损害,肝细胞广泛变性坏死,残存肝细胞形成再生结节,结缔组织增生及纤维化,导致正常肝脏结构破坏、假小叶形成,在此基础上出现以肝功能损害和门静脉高压为主的临床表现。

一、诊断

(一)临床表现

1.存在肝硬化相关病因

如乙型肝炎病毒(hepatitis B virus,HBV)或丙型肝炎病毒(hepatitis C virus,HCV)感染、血吸虫病、长期大量饮酒等病史。

2.肝功能损害的表现

肝病面容、消瘦、乏力、营养不良及消化道症状,如厌油、腹胀、恶心、呕吐等;出血倾向;黄疸见于半数以上患者,重度黄疸提示肝细胞有进行性或广泛坏死;内分泌失调:①雌激素增多、雄激素减少的表现如肝掌蜘蛛痣、男性性功能减退、乳房发育,女性闭经、月经减少;②继发性醛固酮和抗利尿激素增多;③高血糖/低血糖;④高反三碘甲状腺原氨酸血症;⑤骨质疏松或骨软化。肝脏质地坚硬有结节感,是诊断肝硬化的重要体征。

3.门静脉高压的表现

脾大及脾功能亢进,侧支循环开放(如食管、胃底静脉曲张、腹壁静脉曲张、痔静脉扩张),腹水、胸腔积液等。

4.并发症

失代偿期肝硬化常出现严重并发症,主要有以下几种。①上消化道出血:主要为食管、胃底静脉曲张破裂出血,部分患者并发消化性溃疡或急性胃黏膜病变;②肝性脑病;③感染:常见自发性腹膜炎,其他各系统感染均可发生;④功能性肾衰竭:主要表现为自发性少尿或无尿、氮质血症、稀释性低钠血症和低尿钠,肾脏无重要病理改变;⑤电解质及酸、碱平衡紊乱;⑥原发性肝癌。

(二)辅助检查

1.肝功能试验

清蛋白降低,球蛋白升高;凝血酶原时间延长也较常见。谷丙转氨酶、谷草转氨酶和血清胆红素升高仅用于判断病情活动性。

2.肝纤维化指标

血清Ⅲ型前胶原、Ⅳ型胶原、层粘连蛋白、透明质酸、单胺氧化酶、脯氨酸羟化酶、胶原酶、β-N-乙酰氨基葡萄糖苷酶等指标异常有助于肝硬化的诊断。

3.影像学检查

B超检查对门静脉高压诊断较为准确,可提供肝脏外形、边缘、肝内回声及门静脉、肝静脉内径等有关信息;CT或MRI检查可发现肝脏变形、肝密度降低、肝门增宽和胆囊移位、腹水等征象;胃镜检查可发现食管胃底静脉曲张。

4.肝活组织检查

基本病理演变为肝细胞广泛变性坏死,残存肝细胞形成不规则的再生结节,结缔组织增生形成纤维间隔,包绕再生结节或将残存肝小叶重新分割,改建为假小叶。假小叶形成是病变进入肝硬化的标志,若发现假小叶,则可确诊。肝硬化按结节形态分为4种病理类型。①小结节性肝硬化:结节较均匀,一般在1 cm以内;②大结节性肝硬化:结节粗大不均,一般在1~3 cm;③大小结节混合型;④不完全分隔性肝硬化:纤维间隔向小叶内伸展,但肝小叶不完全被分隔。

(三)诊断标准

1.临床(和功能性)诊断标准

(1)门静脉高压症状:腹壁静脉怒张,食管、胃底静脉曲张,脾大。

(2)肝功能不全的表现。①体征:蜘蛛痣、肝掌、乳房增大、睾丸萎缩。②肝功能检查:血清胆红素增高,清蛋白减少,胆碱酯酶减少,凝血酶原时间延长,胆固醇减少等。③腹水。④肝性昏迷。⑤肝核素、CT扫描显示肝萎缩(尤其右叶),有时左叶增大;由于再生结节所致的肝表面不整。

2.病理及形态学诊断标准

肝脏显著纤维化,再生结节形成,出现假小叶。

(1)病变遍及整个肝脏,但并非每一肝小叶受累。

(2)病程中曾有肝细胞坏死阶段。

(3)有再生结节。

(4)有弥漫性纤维组织增生。

(5)肝小叶结构紊乱,小叶中心和汇管区有纤维束相连,因此病理上的特征是肝实质细胞坏死和变性,不但有肝细胞和库普弗细胞减少,而且出现肝内循环障碍。

3.肝硬化的分型

(1)先天性:遗传性出血性毛细血管扩张症。

(2)先天性代谢紊乱:半乳糖血症、Ⅵ型糖原累积病、酪氨酸血症、遗传性果糖不耐受症、α_1-抗胰蛋白酶缺乏症、地中海贫血和其他先天性贫血、高甲硫氨酸血症、肝豆状核变性、铁负荷过重(血色病)。

(3)继发于纤维囊肿症的不完全性胆汁性肝硬化。

(4)药物、化学剂引起(继发于可预知的中毒性损害和不可预知的损害);酒精性肝硬化。

(5)继发于感染(传染):乙型病毒性肝炎、丙型病毒性肝炎、先天性梅毒。

(6)营养紊乱。

(7)继发于胆管梗阻:继发性胆汁性肝硬化。

(8)继发于被动充血:充血性肝硬化。

(9)原因未明:隐源性肝硬化、原发性胆汁性肝硬化、印度儿童肝硬化、肉瘤样肝硬化。

4.肝硬化的分类

(1)小结节性:特点为结节大小和纤维隔粗细较均匀,结节直径一般在 1 cm 以内。

(2)大结节性:特点为结节>1 cm,但大小不均,最大可达 5 cm,其纤维隔也粗细不等。

(3)混合性:大结节和小结节相混杂。

(4)不完全分隔性(多小叶型):多个小叶为纤维组织所包围形成结节,纤维隔可向小叶内伸展但并不完全使之分隔,结节再生不明显。

5.肝硬化的并发症诊断

上消化道出血(主要为食管、胃底静脉曲张破裂出血)、肝性脑病、肝肾综合征等。

二、鉴别诊断

(一)其他原因所致肝大

主要有慢性肝炎、原发性肝癌、肝脂肪浸润及一些寄生虫性或代谢性疾病等。

(二)其他原因所致腹水

尤应注意腹水病因的鉴别诊断。

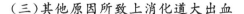

（三）其他原因所致上消化道大出血

尤其是消化性溃疡、糜烂出血性胃炎。应注意的是，肝硬化患者常合并存在消化性溃疡。

三、治疗

本病无特效治疗，在早期主要针对病因或相关因素，并加强一般治疗，使病情缓解，失代偿期主要是综合治疗，防治各种并发症。

（一）一般治疗

代偿期应注意休息，失代偿期应强调卧床休息。饮食宜以高热量、高蛋白质及维生素丰富的食物为主，如有肝性脑病先兆，则应限制蛋白质摄入，重症患者应静脉补充能量和多种维生素，并给予支持治疗。

（二）药物治疗

应给予多种维生素，消化道症状明显时可给予助消化药。抗纤维化中药如丹参、桃仁、当归、黄芪、冬虫夏草、粉防己碱等均可选用。

（三）腹水治疗

1.限制水钠入量

每天进水量限制在 1 000 mL 左右，氯化钠 0.6～1.2 g。

2.增加水钠排出

利尿剂使用原则是先单一，后联合；首选抗醛固酮利尿剂，无效时再加用利尿作用较强的药物，先小量，后逐渐增量；同时谨防电解质紊乱发生。常用螺内酯 20～60 mg，每天 2～3 次，联合用药可加用呋塞米。利尿剂效果不显或合并功能性肾衰竭、低钠血症者，可服甘露醇 20 g，每天 1～2 次。

3.难治性腹水的处理

（1）提高血浆胶体渗透压：难治性腹水常有明显低蛋白血症（25 g/L），每周定期、多次静脉滴注清蛋白可提高血浆胶体渗透压，促进腹水消退。

（2）扩容＋利尿：先扩容以增加肾脏血浆流量及肾小球过滤率，恢复利尿剂的敏感性，使腹水暂时缓解。可用 20％甘露醇快速静脉滴注（1 小时内），同时加用呋塞米。

（3）腹水浓缩回输：利用自身腹水中的蛋白提高有效血容量，每次放出腹水 5 000 mL，浓缩处理（超滤或透析）成 500 mL 静脉滴注。应防治感染、电解质紊乱等不良反应。

（4）腹腔穿刺放液：大量放腹水可暂时改善症状，但易并发电解质紊乱、感染、肝肾综合征、肝性脑病等。适应证：①大量腹水影响心肺功能；②腹水压迫肾血管引起少尿、下肢水肿；③并发自发性腹膜炎。一般每次放腹水 4 000～6 000 mL。现主张放腹水同时输注清蛋白 20～40 g，每周可进行 2～3 次。

（5）腹腔-颈静脉转流术：利用腹-胸腔压力差，放置装有单向阀门的硅胶管，另端插入颈内静脉，将腹水引向上腔静脉。

（6）淋巴液引流术：肝淋巴液自肝包膜表面不断漏入腹腔是难治性腹水的重要原因，采用胸导管-颈内静脉吻合术，可增加淋巴引流量，减轻腹水的形成。

（四）食管、胃底静脉曲张破裂出血的药物治疗

内脏血管收缩药物减少门静脉血流量，血管扩张药降低门静脉血管阻力。常用的血管收缩药物有血管升压素及衍生物、β受体阻滞剂、生长抑素等；常用的扩血管药物有硝酸酯类、α受体阻滞剂及钙通道阻滞剂等。

1.血管升压素＋硝酸酯类

在我国常用垂体后叶素加硝酸甘油。垂体后叶素以每分钟 0.2～0.4 U 持续静脉滴注 12～24 小时，血止后减半量维持 24 小时，硝酸甘油按每千克体重每分钟静脉滴注 0.20 μg，使用时间同垂体后叶素。特利加压素为血管升压素衍生物三甘氨酰赖氨酸加压素，生物半衰期较长，不良反应较血管升压素少。首剂 1～2 mg 静脉注射，以后每 4～6 小时 1 mg，持续 36～48 小时。本药亦可与硝酸甘油联用。

2.生长抑素

市售商品有 2 种，施他宁为生长抑素 14 肽，首剂 250 μg 静脉注射，继以每小时静脉滴注 250 μg，持续给药 24～48 小时或更长，注意滴注不能中断。奥曲肽又称善得定，为生长抑素 8 肽，首剂 100 μg 静脉滴注，以后每小时 25～50 μg，持续 36～48 小时。上述药物治疗期间，如患者再发出血，宜追加首次剂量 1 次。

第四节 胆 囊 炎

一、急性胆囊炎

急性胆囊炎是由于胆囊管或胆总管的梗阻和继发的细菌感染而引起的胆囊

的急性炎症,主要表现为发热、右上腹痛、胆囊增大、压痛,伴恶心、呕吐,白细胞计数升高等。引起梗阻的病因主要有胆结石、胆道蛔虫症等。

(一)诊断要点

1.临床表现

多见于中年、肥胖的女性。表现为右上腹部疼痛或绞痛,多在进食油腻或高蛋白食物后,向后背部放射,伴恶心、呕吐。继发细菌感染时可以有寒战、高热。同时有胆总管梗阻者可伴黄疸。查体墨菲征阳性,可触及肿大胆囊。胆囊坏死或穿孔时可以有压痛、反跳痛,肌紧张等。

2.实验室检查

白细胞计数增加,中性粒细胞左移。伴胆总管梗阻时谷丙转氨酶、谷草转氨酶升高,直接胆红素、碱性磷酸酶升高等。

3.其他检查

(1)B超:可以了解胆囊大小、形态、胆囊壁增厚等,可以发现胆囊内结石和胆囊颈的情况,了解胆总管的直径可间接了解胆总管的梗阻的情况。

(2)腹部X线平片:10%可以发现阳性结石,急性气肿性胆囊炎可以出现胆囊壁内积气,胆囊内有气液平面等。

(3)CT:可以显示胆囊的大小、形态,胆囊壁的厚度,有无结石等。

4.诊断标准

根据患者有典型的胆囊结石的病史,右上腹痛不缓解伴发热,查体右上腹痛、墨菲征阳性,白细胞计数升高,B超示胆囊增大,胆囊壁厚,胆囊内有结石影。此时诊断急性胆囊炎并不困难。

(二)鉴别诊断

1.急性胰腺炎

急性胰腺炎腹痛多发生在左上腹,持续性,呈束带状,淀粉酶明显升高,B超和CT可以提示胰腺肿大渗出等急性胰腺炎的表现。

2.急性溃疡穿孔

患者多有溃疡病史,发作时疼痛难忍,查体腹部压痛、反跳痛,呈板样硬。腹部X线平片示膈下游离气体。

3.急性阑尾炎

急性阑尾炎可以先上腹痛,但很快转移到右下腹,查体有麦氏点压痛。

4.右肾结石

可以表现为右上腹部疼痛,但多伴腰疼,放射到会阴部,可以有镜下或肉眼血尿,但大多没有发热。腹部 X 线平片大多可以发现阳性结石。

5.心绞痛

多在劳累时出现,伴气短,一般心电图可以鉴别。

(三)治疗

1.一般治疗

禁食、胃肠减压、输液,抗感染治疗等。

2.手术治疗

经保守治疗无效者应考虑行手术治疗,对有坏疽或穿孔者应进行急诊手术治疗。对合并胆总管梗阻,可以通过经内镜逆行性胰胆管成像乳头切开取石,对肿瘤引起梗阻者可以放置支架以减压。

二、慢性胆囊炎

慢性胆囊炎有 95% 合并胆囊结石,是由于胆囊结石致胆囊管反复梗阻而引起急性胆囊炎反复发作最后形成慢性胆囊炎。

慢性胆囊炎病理表现为胆囊壁充血、水肿、纤维增生或钙化,与周围组织粘连。反复炎症纤维化,瘢痕形成,瘢痕收缩引起胆囊腔缩小。镜下可以有大量淋巴细胞浸润。胆囊内可见沉积物、泥沙、结石等。

(一)诊断

1.临床表现

慢性胆囊炎大多由于胆囊结石引起反复的急性胆囊炎,因此表现为反复的右上腹部疼痛,进餐后出现或夜间发作疼痛,放射到后背,伴恶心、呕吐等。可以伴有消化不良等症状。查体多无明显体征,部分患者可以有右上腹压痛或扪及肿大的胆囊。

2.特殊检查

B 超:是诊断慢性胆囊炎的最重要手段,可以显示胆囊结石,胆囊壁增厚,胆囊缩小,胆囊管嵌顿时胆囊增大。

CT:可以显示胆囊大小,胆囊壁增厚,回声,密度增强等。

3.诊断

患者表现为反复的右上腹痛伴消化不良症状者,B 超显示胆囊结石,胆囊壁增厚或萎缩等征象即可诊断为慢性胆囊炎。

(二)鉴别诊断

慢性胆囊炎要与溃疡病、慢性胃炎、反流性食管炎、慢性胰腺炎等鉴别。这些患者多有消化不良的症状,通过胃镜检查可以明确食管和胃的一些疾病以鉴别。慢性胰腺炎通过 B 超或 CT 表现胰腺钙化、胰管增宽、结石的形成等可以与之鉴别。

（三）治疗

对消化不良可以通过对症以减轻症状。对有症状的慢性胆囊炎胆囊结石患者,手术切除胆囊是目前最有效的办法。

第五章

泌尿系统疾病

第一节 尿 路 感 染

尿路感染是病原体侵入尿路引起的感染性疾病,属常见病,女性多见,尤其好发于育龄期妇女、老年女性、女婴。男:女发病率约为 1:10。男性中以老年患者多见。无尿路异常者,45 岁以前很少见。致病菌以革兰氏阴性杆菌居多,无尿路异常的尿路感染 90% 为大肠埃希菌所致,其他病原菌有变形杆菌、克雷伯菌、沙门菌及假单胞菌等杆菌,偶见球菌(如葡萄球菌和粪肠球菌)、真菌、原虫和病毒等感染。有尿路解剖或功能异常、院内感染、长期应用免疫抑制剂或抗生素、糖尿病或留置导尿管的患者,易发生罕见病原体、条件致病菌或耐药菌株的感染。

不同类型尿路感染的治疗方法和预后有所不同,因此有必要加以区分,尿路感染根据感染部位分为上尿路感染和下尿路感染,前者指肾盂肾炎,后者指尿道炎、膀胱炎和前列腺炎,下尿路感染可单独存在,肾盂肾炎常伴下尿路感染。根据有无尿路结构或功能异常可将其分为复杂性尿路感染和非复杂性尿路感染。根据病程和肾脏受累情况又可将肾盂肾炎分为急性和慢性两种,后者指尿路感染病史>6 个月,并有肾脏形态和(或)肾小管功能损害者,但急、慢性之分不能仅以病程而定。

一、诊断

(一)临床表现

1.下尿路感染

主要表现为尿路刺激症状,即尿频、尿急和尿痛,少数有肉眼血尿,一般无明显的全身感染症状。约有 40% 膀胱炎为自限性,可在 7~10 天内自愈。膀胱炎经治疗后尿菌转阴,部分患者可以再发,其中有 80% 是重新感染,而复发少见。

2.急性肾盂肾炎

除有下尿路刺激症状外,尚有感染的全身表现,如畏寒、发热,体检可见上输尿管点和肋腰点压痛以及肾区叩击痛,一般无高血压或氮质血症。肾盂肾炎的临床表现有时与膀胱炎酷似,仅凭临床表现很难鉴别。

3.慢性肾盂肾炎

在急性发作期的表现与急性肾盂肾炎相似,非发作期的表现很不典型,可无症状,或无症状性菌尿与间歇发作的尿路感染交替出现。静脉肾盂造影可见肾盂、肾盏变形、皮质瘢痕形成或肾脏缩小;部分患者有肾小管功能异常(如低渗尿、失钠及肾小管性酸中毒),晚期出现高血压和肾功能不全等。

(二)实验室和其他检查

特征性改变是脓尿及菌尿。

1.尿常规

尿沉渣中白细胞计数增多,常≥5 个/高倍视野,白细胞管型对诊断肾盂肾炎有重要意义。可有镜下或肉眼血尿。尿蛋白一般不多,常<1.0 g/d,以低分子蛋白为主,致病原为革兰氏阴性杆菌时,尿亚硝酸盐试验阳性。

2.尿细菌培养和菌落计数

清洁中段尿细菌定量培养的判断标准为>10^5/mL 为阳性,<10^4/mL 为阴性,在两者之间应结合临床或重复培养。球菌在(10^3~10^4)/mL 即有诊断意义。

3.尿白细胞排泄率

多采用 1 小时尿白细胞计数法,其评价标准为白细胞计数>30 万个/小时为阳性,<20 万个/小时为阴性,介于两者之间应结合临床判断。

4.其他检查

急性肾盂肾炎患者血白细胞计数可轻至中度升高,中性粒细胞升高且核左移。慢性肾盂肾炎患者可有尿浓缩功能减退和肾小管性酸中毒的表现。尿路 B 超、X 线等影像学检查可发现尿路结石、梗阻、反流和畸形等。故对任何初发或再发的男性尿路感染患者,或初发的女性患者经 7 天以上正规治疗仍无好转者,均应做尿路影像学检查以了解是否为复杂性尿路感染。

(三)诊断标准

(1)正规清洁中段尿(尿应在膀胱中停留 4~6 小时)细菌定量培养,菌落数

$\geq 10^5/mL$。

（2）清洁离心中段尿沉渣白细胞计数≥5 个/高倍视野，或有尿路感染症状，具备上述两条即可诊断。

（3）无以上两条但重复尿细菌培养和菌落计数仍≥10^5/mL 且为同一菌株者，可确诊。

（4）膀胱穿刺尿定性培养有细菌生长可确诊。

（5）治疗前清洁中段晨尿（停留在膀胱内 4～6 小时以上）离心，尿沉渣革兰氏染色找细菌，如细菌≥1 个/油镜，并有尿路感染症状，也可确诊。

（四）定位诊断

对确定为尿路感染者，应进一步区分是上尿路感染或下尿路感染。有下列表现者常为上尿路感染：①发热、畏寒等全身表现；②尿沉渣中有白细胞管型；③尿抗体包裹细菌试验阳性；④单剂或 3 天疗法失败者，或停药后 1 个月以内复发者；⑤复杂性尿路感染；⑥尿 β_2 微球蛋白含量升高。

二、治疗

（一）一般治疗

急性期注意休息，多饮水、勤排尿，碳酸氢钠口服，每次 1.0 g，每天 3 次，可减轻尿路刺激征。

（二）抗生素的应用

一般首选对革兰氏阴性杆菌有效的药物。治疗应在取尿标本做常规检查和细菌培养后立即开始。

1.急性膀胱炎

可采用单剂、3 天或 7 天疗法。单剂疗法常用磺胺甲噁唑 2 g、甲氧嘧啶 0.4 g 和碳酸氢钠 1.0 g，1 次顿服，也可用复方磺胺甲噁唑 5 片，或阿莫西林 3 g，或诺氟沙星 800 mg，顿服。治疗后 4～7 天复查，如无症状且尿培养阴性，则无须继续治疗，如仍有真性菌尿，则可能为隐匿性肾盂肾炎，应另选药治疗 14 天。单剂疗法不适用于复杂性尿路感染、孕妇尿路感染、男性尿路感染或拟诊为肾盂肾炎者。3 天疗法的适应证、禁忌证和随访方法与单剂疗法相似，常选用复方磺胺甲噁唑（每次 2 片）加碳酸氢钠（每次 1.0 g），每天 2 次，或阿莫西林，每次 0.5 g，每天 4 次，或氧氟沙星口服，每次 0.2 g，每天 2 次，均连用 3 天。糖尿病、症状＞7 天、近期曾有尿路感染或年龄＞65 岁的急性膀胱炎患者，应予 7 天疗法，用药种类和每天剂量同 3 天者。

2.急性肾盂肾炎

病情较轻者可在门诊治疗,以口服药物为主,可选用复方磺胺甲噁唑、喹诺酮类,疗程为 14 天。全身中毒症状明显者可住院治疗,宜静脉给药,热退(通常需 48~72 小时)后,改为口服给药(如有药敏试验,可根据结果调整用药),总疗程为 14 天。喹诺酮类药物耐药性较低的地区,首选喹诺酮类药物静脉给药;喹诺酮类药物耐药性较高的地区,予第二或三代头孢菌素类抗生素,如头孢哌酮、头孢曲松、氨曲南等或氨基/酰氨基青霉素和 β 内酰胺类抑制剂的复合物(包括氨苄西林-舒巴坦、替卡西林-克拉维酸和哌拉西林-他唑巴坦)等。

3.成年男性尿路感染

常合并有前列腺炎或尿路异常,治疗困难,所选用的抗生素应能在前列腺液中达到较高浓度,常选用复方磺胺甲噁唑,或喹诺酮类药物(如环丙沙星),疗程至少为 2 周。

4.再次感染者

对再次感染者,要区分是再感染或复发。前者的治疗方法与首次发病者相同,如治疗失败,可予长程低剂量抑菌疗法,常用复方磺胺甲噁唑,每次半片,或氧氟沙星,每次 0.1 g,或呋喃妥因,每次 50 mg,每晚睡前排尿后口服,疗程一般为 3~6 个月。对复发者,可根据药敏试验结果,选用敏感抗生素,治疗 6 周。对这类患者,要仔细寻找有无尿路解剖或功能方面的异常,并尽力予以纠正。

第二节　间质性肾炎

间质性肾炎是由多种原因引起的以肾间质小管病变为主而无原发性肾小球或肾血管损害的一组临床综合征,是导致肾衰竭的常见原因之一,临床上以肾小管功能障碍为其突出表现。

一、急性间质性肾炎

(一)诊断

1.临床表现

临床表现呈多样性且无特异性,常表现为原因不明的肾功能突然下降,重症患者可发生急性肾衰竭。除血肌酐和尿素氮升高外,患者还有突出的近端或远端肾小管功能受损的表现,如等渗尿、失盐性肾病、高血钾、糖尿、氨基酸尿、磷酸盐尿和高氯性代谢性酸中毒等,常伴有畏寒、发热、全身不适、肾区不适或胀痛,肾区叩击痛可阳性。药物过敏引起者表现为用药过程中体温突然升高,约半数有皮疹,80%患者血嗜酸性细胞增多。尿量常减少,尿蛋白以小分子为主,通常<2 g/d,但药物过敏引起者,特别是非甾体抗炎药所致者可有大量蛋白尿,甚至肾病综合征。尿沉渣中白细胞计数常增多,其中嗜酸性细胞可达30%以上,血尿多见,且常为肉眼血尿,可有各类管型。

2.实验室及其他检查

急性间质性肾炎的病因多种多样,临床症状往往被原发病如全身感染或药物过敏等掩盖,往往发展至急性肾衰竭时始被发现,因此早期诊断十分重要,但对全身性感染性疾病、药物过敏以及应用易致敏药物者,一旦发现尿量变少,或出现蛋白尿、尿中白细胞计数(特别嗜酸性粒细胞)增多、血尿素氮和肌酐升高,就应想到本病。慢性肾脏疾病患者肾功能突然减退者,应警惕合并了急性间质性肾炎。尿蛋白分子量测定、溶菌酶、β_2微球蛋白、β-N-乙酰氨基葡萄糖苷酶等对诊断有帮助。对可疑病例,可做肾活检以确定诊断。

(二)鉴别诊断

注意与急性肾小球肾炎、急进性肾小球肾炎、狼疮性肾炎和急性肾小管坏死等引起的急性肾衰竭相鉴别。

(三)治疗

急性间质性肾炎治疗的关键是祛除原发病因,如脱离与毒物或药物接触和抗感染等。可酌情应用泼尼松口服,每次10~20 mg,每天3次。重症患者可考虑开始静脉给予各种糖皮质激素制剂,疗程为1个月,有急性肾衰竭透析指征者予透析治疗。

二、慢性间质性肾炎

(一)诊断

1.临床表现

本病起病隐匿,进展缓慢,患者可长期无不适,早期一般无水肿和高血压等肾小球疾病的表现。尿检可见小分子为主的少量(一般<2 g/d,经常<0.5 g/d)蛋白尿,尿沉渣中白、红细胞增多。肾小管功能减退发生较早,其表现因病因和

肾小管受累的部位不同而异。病变侵犯近端小管可引起糖尿、氨基酸尿、碳酸氢盐尿和磷酸盐尿等和近端肾小管酸中毒的表现,远端肾小管受累者可表现为尿液酸化功能障碍及钠钾平衡的失调,髓质受累则可能出现尿浓缩功能障碍如夜尿、多尿、尿渗透压低和低比重尿等。随病情的进展,会逐渐出现高血压、贫血和肾功能不全,并容易并发尿路感染、结石或梗阻。若发生肾乳头坏死,可出现血尿,甚至于尿沉渣中可能找到坏死肾乳头组织,坏死范围较大者有发热和肾区疼痛,坏死组织堵塞肾盂或输尿管口时会引起肾绞痛,甚至发生肾衰竭。

2.实验室及其他检查

慢性间质性肾炎的临床表现隐匿,实验室检查复杂,诊断比较困难。对有慢性尿路梗阻、长期大量服用镇痛药、动脉硬化、镰状细胞贫血、高尿酸血症、高尿钙症、膀胱输尿管反流和肾髓质囊性变等病因的患者,出现了夜尿增多、小分子蛋白尿、尿酸化功能不全或尿浓缩功能差等现象时,应想到本病,X线或超声检查发现双肾体积缩小和表面不平,则更支持本病的诊断。尿中找到坏死的肾乳头组织对诊断肾乳头坏死有确诊意义。

(二)鉴别诊断

慢性间质性肾炎的临床表现与慢性肾盂肾炎相似,两者可合并存在,应特别注意鉴别。此外,尚应注意与慢性肾小球肾炎相鉴别。

(三)治疗

慢性间质性肾炎需加强支持疗法,保持水、电解质和酸碱平衡,控制高血压,纠正贫血。急性或慢性肾功能不全的治疗与其他原因所致者相同,必要时行肾脏替代治疗。

第三节 肾病综合征

肾病综合征是由大量蛋白尿(≥3.5 g/24 h)、低蛋白血症(≤30 g/L)、水肿和高脂血症组成的临床症候群,其中大量蛋白尿是本征的基本特征,大量蛋白尿和低蛋白血症是诊断肾病综合征的必要条件。

一、诊断

(1)24 小时尿蛋白≥3.5 g 并伴清蛋白≤30 g/L,即可成立诊断,水肿和高脂血症并非诊断该征的必要条件。

（2）引起原发性肾病综合征的病理类型：原发性肾病综合征的病理类型有多种（如上述），但病理类型与临床表现之间并不存在必然的联系，故病理类型的明确有赖于肾穿刺活检，对成人更应及时做肾活检，利于指导治疗和判断预后。

（3）注意是否存在并发症：除肾病综合征本身引起感染、血栓栓塞、急性肾功能不全等并发症外，对已接受治疗者，要注意药物的不良反应，如感染（结核、真菌或细菌等）、低钾和类固醇性糖尿病等。

二、鉴别诊断

鉴别原发或继发性肾病综合征诊断。原发性肾病综合征需排除继发性肾病综合征。继发性肾病综合征中以系统性红斑狼疮性肾炎、过敏紫癜性肾炎、糖尿病肾病、肾淀粉样变、HBV 相关肾炎、淋巴瘤、多发性骨髓瘤、实体瘤、药物相关性肾病等较为多见。儿童和青少年中以遗传性疾病、感染性疾病和过敏紫癜性肾炎较常见。对老年患者，要注意排除糖尿病肾病、肾淀粉样变和肿瘤相关性肾病。对所有女性肾病综合征患者，都应排除系统性红斑狼疮。

三、治疗

（一）一般治疗

有严重水肿或低蛋白血症者应卧床休息，但应保持适度床上活动，以防静脉血栓形成，病情缓解后可逐步增加活动量。应进易消化、低盐（每天 2～3 g）饮食，适量优质蛋白（每天 0.8～1.0 g/kg）饮食；已有肾功能损害者，则应限制蛋白摄入量（每天 0.6 g/kg）。此外，高脂血症患者应进低脂饮食。

（二）利尿

轻度水肿常无须用利尿剂，中度以上水肿应用利尿剂，利尿以体重每天减轻1.0～1.5 kg 为宜，避免利尿过多、过快，从而诱发电解质紊乱、低血压、急性肾衰竭及休克。常用抗醛固酮类制剂（如螺内酯口服，每次 20 mg，每天 2～3 次）与中效利尿剂（如氢氯噻嗪口服，每次 25 mg，每天 1～2 次）或髓襻利尿药（如呋塞米，每次 20～40 mg，每天 3 次）合用，必要时呋塞米可静脉滴注，效果较口服为好。对利尿效果不理想者可用渗透性利尿剂，如静脉滴注 20%甘露醇 250 mL；低分子右旋糖酐 250～500 mL，静脉滴注，每天 1 次；或 6%羟乙基淀粉，3 种药物过多应用可能导致肾损害。对清蛋白很低、水肿严重、有低血容量表现且上述利尿剂疗效不佳者,可每天或隔天予人体清蛋白,每次 10~20 g,静脉滴注,随后呋塞米 80~120 mg,静脉滴注,可以增强利尿效果,但长期、大量输注清蛋白对肾脏有害。对已有血容量过多、老年或有心功能不全者,过多、过快输入清蛋白可引起急性左心衰竭。

(三)抗凝治疗

对肾小球炎症明显者,可应用抗血小板药如双嘧达莫(每次 50~100 mg,每天 3 次,口服);对有明显血液浓缩、长期卧床、清蛋白<20 g/L 并接受大剂量激素或利尿剂治疗者,可加用低分子肝素皮下注射,一般剂量为达肝素 5 000 U,或那屈肝素钙 4 000 U,腹壁皮下注射,1~2 次/天,疗程一般为 4 周,应用过程中注意出血情况。对已有血栓形成者,可于起病后 3~4 天内(越早越好)给予纤溶酶原激活剂,常用尿激酶加入 100 mL 葡萄糖中缓慢静脉滴注,每次 4 万单位,每天 1 次,共 3 天。

(四)其他

高脂血症的治疗首选他汀类降脂药,种类繁多,一般每天 1 次,睡前服为宜。高血压可促使肾硬化,加速肾功能恶化,故应监测血压,并对高血压进行有效治疗,常用血管紧张素转化酶抑制剂、血管紧张素受体拮抗剂和(或)钙通道阻滞剂,前者尚有减轻蛋白尿和保护肾功能等作用。一旦发生感染,应及时选用敏感抗生素治疗。

第四节　慢性肾衰竭

慢性肾衰竭是在许多慢性肾脏病的基础上,肾单位进行性受损,出现不可逆性肾功能减退的临床综合征。

2002 年美国肾脏病基金会发表的慢性肾脏病评估、分期和分层临床实践指南,根据肾小球滤过率,将慢性肾脏病分为 5 期,如表 5-1 所示。

慢性肾脏病定义为有肾损伤或肾小球滤过率<60 mL/(min·1.73 m^2)>3 个月;肾损伤定义为病理异常或存在检测指标异常,包括血液、尿液异常、影像学检查异常。

表 5-1　慢性肾脏病的分期

分期	描述	肾小球滤过率 [mL/(min · 1.73 m²)]	防治方案
1	肾损伤 肾小球滤过率正常和增加	≥90	诊断和治疗 治疗并发症 延缓进展 减少脑血管疾病发病危险
2	肾损伤 肾小球滤过率轻度下降	60～89	评估进展
3	肾小球滤过率中度下降	30～59	评估和治疗并发症
4	肾小球滤过率严重下降	15～29	做肾脏替代治疗准备
5	肾衰竭	<15(或透析)	替代治疗(尿毒症)

一、诊断

(一)临床表现

主要表现为水、电解质和酸碱平衡紊乱以及代谢产物蓄积,可累及全身各脏器和组织。

1.胃肠道表现

胃肠道表现是尿毒症最早和最常见症状,患者可有厌食、腹部不适、恶心、呕吐、腹泻、舌炎、口腔黏膜糜烂、口腔臭味,甚至有消化道大出血。

2.精神、神经系统表现

精神萎靡、疲乏、头昏、头痛、记忆力减退、失眠、四肢发麻、手足灼痛和皮肤瘙痒,甚至下肢不适难忍,需经常走动,称为"不安腿"综合征。晚期可出现嗜睡、烦躁、精神错乱、肌震颤、抽搐、癫痫或昏迷。

3.心血管系统表现

高血压相当常见,约有 80% 是容量依赖性的。因水钠潴留、高血压、贫血及代谢产物滞留等引起心脏肥厚、心脏扩大和心力衰竭。合并尿毒症性心包炎时有心前区痛和心包摩擦音。心包积液达 500 mL 时有心脏压塞症状。

4.造血系统表现

不同程度贫血;因血小板功能减退和凝血机制障碍致出血倾向,但血小板计数正常;白细胞功能减退。

5.呼吸系统表现

尿毒症性支气管炎、肺炎或胸膜炎等。

6.皮肤表现

皮肤瘙痒、晦暗、苍白、干燥或色素沉着,头发稀少无光泽。

7.水、电解质和酸碱失衡

代谢性酸中毒;多尿、夜尿、等渗尿、少尿、无尿;脱水或水肿;易有低钠血症或钠潴留、低血钙和高血磷、高血钾和高镁血症等。

8.代谢紊乱

如营养不良、糖耐量降低和高脂血症等。

9.肾性骨病

骨痛、纤维性骨炎、病理性骨折、骨软化等。

10.继发感染

尿毒症患者体液和细胞免疫功能均低下,易发生各种感染。

(二)注意事项

(1)依据肾脏病史、症状、体征及实验室检查可做出诊断。因腹痛、腹泻或消化道大出血就诊者易被误诊为消化道疾病或肿瘤等,以贫血、精神神经症状为主者,亦常被误诊。

(2)寻找有无可逆性因素:有些患者的慢性肾脏疾病呈隐匿经过,当这种患者因急性应激状态如外伤、感染、脱水、呕吐、腹泻、发热、心力衰竭、食物中毒等使原来处于氮质血症期或代偿期的肾功能迅速恶化,显示出尿毒症症状,这时尿毒症易为上述诱发疾病所掩盖而被漏诊,或被误诊为急性肾衰竭,查肾脏大小、羧基化血红蛋白等有助于鉴别。

(3)原发病的诊断:可根据病史、症状和体征、尿液改变及辅助检查等进行综合分析。但如已至尿毒症晚期,某些原发病诸如慢性肾小球肾炎或慢性肾盂肾炎和良性肾小动脉硬化之间较难鉴别,这时应按尿毒症的原则进行必要的处理,待症状好转,原发病的特点也可能有所表现。

二、治疗

(一)一般治疗

在慢性肾脏病3～4期,应积极治疗原发病,避免受凉、受湿和过劳,禁用损害肾脏的药物,并给予良好的医疗监护,防止发展为尿毒症。

(二)祛除诱发因素

寻找并祛除诱发因素，以使尿毒症症状明显好转。常见诱因有感染、急性呕吐、腹泻、发热、水和电解质紊乱以及应用肾毒性药物等。

(三)营养疗法

对氮质血症和未透析的患者应给低蛋白饮食：每天蛋白质摄入量 0.4～0.6 g/kg，并以高生物价蛋白为主，如牛奶、蛋类等。最好加用必需氨基酸或 α-酮酸(如开同，每次 2.4 g，每天 3 次)，可避免或减少负氮平衡，并可增加体内氨的利用。为保证蛋白质充分利用，应给予足量碳水化合物以保证所需热卡，一般每天给予 35 kcal/kg。应限制磷的摄入，食物要易消化和富含维生素。尿量少、有水肿和高血压者应限钠、限水，无水肿者进水量以维持每天尿量 2.5 L为宜。

(四)防治酸碱平衡失调、水电解质紊乱

轻度酸中毒者可予碳酸氢钠口服；每次 1～2 g，每天 3 次。二氧化碳结合率 <13 mmol/L 者，应静脉补碱，每次可用 5% $NaHCO_3$ 40～100 mL，稀释为 1.25% 溶液，应警惕钠过多加重心脏负荷或导致碱中毒，一般将血碳酸氢钠浓度提高到 18～20 mmol/L 即可。对脱水或低钠血症者，补液不能过多、过快。终末期肾衰竭患者每天摄钾量宜在 2 g 以内，以免发生高钾血症，而食欲差、应用排钾利尿剂者则可能发生低血钾。

(五)控制高血压

降压不宜过快、过低，以免肾灌注过度减少而使肾功能进一步恶化，将血压降至 17.3/10.7 kPa(130/80 mmHg)为宜。尿毒症患者高血压 80% 为容量依赖性，故应限盐，少尿者应限制水的摄入。常用降血压药有血管紧张素转化酶抑制剂，如贝那普利 10～20 mg，每天 1 次；或选用血管紧张素 Ⅱ 受体阻滞剂，如氯沙坦，每次 50～100 mg，每天 1 次。以上两类药物适用于血肌酐≤264 μmol 者或已行肾脏替代治疗者。在开始使用时，需要监测血钾和血肌酐，防止高血钾，如血肌酐在基础值 30% 以上，应停药。钙通道阻滞剂是常用药，如硝苯地平，每次 5～10 mg，每天 3 次，或氨氯地平，每次 5～10 mg，每天 1 次。根据患者水肿和肾功能状况选用利尿剂，估算肾小球滤过率>30 mL/min 选用噻嗪类利尿剂，反之应选用呋塞米等强利尿剂。其他对心力衰竭患者要注意寻找并祛除诱因，如高血压、电解质紊乱和容量过多等，一般不用洋地黄类制剂，如需应用，剂量宜小并应严密观察，以免发生蓄积中毒。尿毒症性心包炎常为出血性，血液透析可使

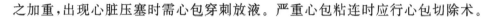

之加重,出现心脏压塞时需心包穿刺放液。严重心包粘连时应行心包切除术。

(六)防治肾性骨病

控制血磷,碳酸钙口服每次 0.5～1 g,每天 3～4 次。口服 1,25-$(OH)_2$-VD_3制剂(如罗盖全)或 1α-OH-VD_3制剂治疗继发性甲状旁腺功能亢进症,具体方法按 2005 年中华医学会肾脏病学分会颁布的活性维生素 D 合理应用的共识进行。

1.小剂量持续疗法

主要适用于轻度继发性甲状旁腺功能亢进症患者或中、重度继发性甲状旁腺功能亢进症患者维持治疗阶段。用法:0.25 μg,每天 1 次,口服。剂量调整方法:①若能使甲状旁腺激素降低至目标范围(慢性肾脏病 3 期时为 35～70 pg/mL,慢性肾脏病 4 期时为 70～110 pg/mL,慢性肾脏病 5 期时为 150～300 pg/mL),可减少原剂量的 25%～50%,甚至隔天服用。并根据甲状旁腺激素水平,不断逐渐调整剂量,避免甲状旁腺激素水平的过度下降及反跳,直至以最小剂量维持甲状旁腺激素在目标值范围。②如果甲状旁腺激素水平没有明显下降,则增加原来剂量的 50%,治疗 4～8 周后甲状旁腺激素仍无下降或达到目标范围,可试用大剂量间歇疗法。

2.大剂量间歇疗法(冲击疗法)

主要适用于中、重度继发性甲状旁腺功能亢进症患者。

用法:①甲状旁腺激素 300～500 pg/mL,每次 1～2 μg,每周 2 次,口服;②甲状旁腺激素 500～1 000 pg/mL,每次 2～4 μg,每周 2 次,口服;③甲状旁腺激素＞1 000 pg/mL,每次 4～6 μg,每周 2 次,口服。

剂量调整方法:①如果治疗 4～8 周后,甲状旁腺激素水平没有明显下降,则每周 1,25-$(OH)_2$-VD_3 的剂量增加 25%～50%;②一旦甲状旁腺激素降到目标范围,1,25-$(OH)_2$-VD_3 剂量减少 25%～50%,并根据甲状旁腺激素水平,不断调整 1,25-$(OH)_2$-VD_3 剂量。最终选择最小的 1,25-$(OH)_2$-VD_3 剂量间断或持续给药,维持甲状旁腺激素在目标范围。同时服用钙剂者应注意高钙血症的诱发,防止异位钙化。避免含镁的抗酸剂。对顽固性瘙痒有时须行甲状腺次全切除术或全切术。

(七)贫血

可选用人基因重组促红细胞生成素 2 000～3 000 U,皮下注射,每周 2～3 次,此过程中要注意口服或静脉补充铁剂,治疗目标是使血色素达到 110～

120 g/L，≤130 g/L。少数患者用药后发生高血压等并发症。

(八)增加尿毒症毒素从肠道排泄

可口服大黄制剂或活性炭制剂，阻止毒素从肠道吸收，促进排泄。

(九)其他

肌酐清除率降至 10 mL/min 以下的患者，应予透析或肾移植治疗。

第 六 章

内分泌系统疾病

第一节 甲状腺炎

甲状腺炎是一类由自身免疫、病毒感染等多种原因导致的甲状腺滤泡结构破坏。其病因不同,组织学特征各异,临床表现及预后差异较大。

甲状腺炎分类:按发病缓急可分为急性、亚急性及慢性甲状腺炎;按组织病理学可分为化脓性、肉芽肿性、淋巴细胞性、纤维性甲状腺炎;按病因可分为感染性、自身免疫性、放射性、药物性甲状腺炎等。

一、亚急性甲状腺炎

亚急性甲状腺炎,又被称为亚急性肉芽肿性甲状腺炎、de Quervain 甲状腺炎,以甲状腺组织损伤破坏引起的局部短暂疼痛和全身炎症反应为主要表现。与病毒感染有关,遗传因素可能参与发病,有与 HLA-B35 相关的报道。

(一)诊断

1.临床表现

(1)起病前 1～3 周常有病毒感染史,个别患者症状缺如。

(2)常于上呼吸道感染后出现甲状腺区疼痛,常放射至同侧耳、咽喉、下颌角、颏、枕、胸背部等处。

(3)甲状腺弥漫或不对称轻中度增大,多数伴结节,质地较硬,触痛明显,无震颤及杂音。甲状腺肿痛常先累及一叶后扩展到另一叶或呈游走性。

(4)由于甲状腺破坏,典型亚急性甲状腺炎患者的甲状腺功能可出现甲状腺毒症、甲状腺功能减退症、甲状腺功能恢复 3 个阶段。发病初期 50％～75％的患者可有甲状腺毒症,历时 3~8 周,约 25% 的患者可出现甲状腺功能减退症,多数患者数周至数月内恢复正常功能,仅少数成为永久性甲状腺功能减退症。

(5)整个病程 6~12 个月,个别病例反复加重,持续数月至 2 年不等。

2.诊断标准

(1)诊断依据:①起病前有病毒感染史。②急性起病,伴发热等全身症状。③甲状腺疼痛、肿大且质硬,可有结节。④早期血清甲状腺激素浓度升高与甲状腺摄碘率降低,呈双向分离现象,后期可出现甲状腺功能减退。⑤常伴红细胞沉降率、C反应蛋白升高,部分患者白细胞计数、甲状腺球蛋白(Tg)水平升高。

(2)注意事项。①红细胞沉降率:病程早期增快,但正常也不能排除本病。②甲状腺功能:甲状腺毒症期血清三碘甲腺原氨酸(T_3)、甲状腺素(T_4),浓度升高,随着甲状腺滤泡上皮细胞破坏加重,储存激素殆尽,T_3、T_4浓度降低伴促甲状腺激素水平升高,出现一过性甲状腺功能减退症。而当炎症消退,甲状腺滤泡上皮细胞恢复,甲状腺激素水平逐渐恢复正常。③甲状腺细针穿刺细胞学检查:早期可见不同程度炎性细胞浸润;晚期往往见不到典型表现,不作为诊断本病的常规检查。④甲状腺核素扫描或吸碘率:早期甲状腺无摄取或摄取低下,与甲状腺激素升高呈现分离现象,后期恢复正常。⑤甲状腺球蛋白:明显增高,与甲状腺破坏程度相一致,但不是诊断必备的指标。⑥甲状腺过氧化物酶抗体、甲状腺球蛋白抗体一般呈阴性。

(二)治疗

1.治疗原则

早期治疗以减轻炎症及缓解疼痛为目的。轻症可用非甾体抗炎药或环氧化酶-2抑制剂。糖皮质激素适用于疼痛剧烈、体温持续显著升高、水杨酸或其他非甾体抗炎药治疗无效者。初始泼尼松 20~40 mg/d,维持 1~2 周,根据症状、体征及红细胞沉降率的变化缓慢减少剂量,总疗程 8 周以上。

甲状腺毒症明显者可用 β 受体阻滞剂对症处理,但由于本病并无甲状腺激素过量生成,故不使用抗甲状腺药物治疗。甲状腺功能减退期如甲状腺功能显著低下且症状明显者可短期、小剂量使用甲状腺激素替代治疗,如出现永久性甲状腺功能减退症时需长期替代治疗。

2.注意事项

激素过快减量、过早停药可使病情反复,应注意避免。停药或减量过程中出现反复者,仍可使用糖皮质激素,同样可获得较好效果。

二、慢性淋巴细胞性甲状腺炎

慢性淋巴细胞性甲状腺炎,又称桥本甲状腺炎,是自身免疫性甲状腺炎的一个类型。除桥本甲状腺炎以外,自身免疫性甲状腺炎还包括萎缩性甲状腺炎、无痛性甲状腺炎以及产后甲状腺炎。慢性淋巴细胞性甲状腺炎的发生是遗传和环境因素共同作用的结果。

(一)诊断

1.临床表现

本病起病隐匿,进展缓慢,早期的临床表现常不典型。患者多因甲状腺肿大或甲状腺功能减退症状就诊。甲状腺一般呈弥漫性、分叶状或结节性肿大,质地韧,与周围组织无粘连。常有咽部不适或轻度咽下困难,有时有颈部压迫感。随病程延长,甲状腺组织破坏后可出现甲状腺功能减退症。

少数患者可合并甲状腺相关眼病、自身免疫性甲状腺炎相关性脑炎(桥本脑病)、甲状腺淀粉样变和淋巴细胞性间质性肺炎。格雷夫斯病和慢性淋巴细胞性甲状腺炎可在同一患者中共存,表现为甲状腺功能亢进症和甲状腺功能减退症交替。

2.诊断标准

(1)诊断依据:凡是弥漫性甲状腺肿大,质地较韧,特别是伴峡部锥体叶肿大,不论甲状腺功能是否有改变,均应怀疑桥本甲状腺炎。如血清甲状腺过氧化物酶抗体和甲状腺球蛋白抗体阳性,诊断即可成立。甲状腺细针穿刺细胞学检查有确诊价值。

(2)注意事项。①血清甲状腺激素和促甲状腺激素:早期甲状腺滤泡破坏出现甲状腺毒症,后期激素释放殆尽,出现甲状腺功能减退症,严重患者可出现永久性甲状腺功能减退症。部分患者可出现甲状腺功能亢进症与甲状腺功能减退症交替的病程。②甲状腺自身抗体:甲状腺球蛋白抗体和甲状腺过氧化物酶抗体滴度明显升高是本病的特征之一,尤其在出现甲状腺功能减退症以前,抗体阳性是诊断本病的最重要依据。③甲状腺超声检查:甲状腺肿大,回声不均,可伴多发性低回声区域或甲状腺结节。④甲状腺针刺穿刺细胞学检查:对于本病具有确诊价值,但不是必备条件,目前主要用于甲状腺结节的鉴别,但目前国内开展该技术的医院很少。⑤甲状腺摄碘率:早期可以正常,甲状腺滤泡细胞破坏后降低。伴发格雷夫斯病可以增高。本项检查对诊断并没有实际意义。⑥甲状腺核素显像:可显示不规则浓集与稀疏,或呈"冷结节"改变。本项目亦非常规检查。

(二)治疗

1.治疗流程

治疗流程见图 6-1。

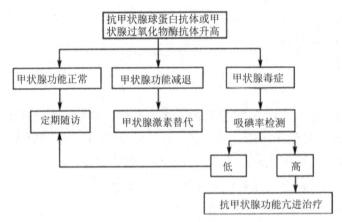

图 6-1 慢性淋巴细胞性甲状腺炎的治疗流程

2.注意事项

(1)甲状腺功能正常时,一般主张每半年到 1 年随访 1 次,主要检查甲状腺功能,必要时可行甲状腺超声检查。

(2)轻度甲状腺肿而甲状腺功能正常者,无须特殊治疗,对部分患者甲状腺激素替代可缩小肿大的甲状腺。当甲状腺肿大显著、有局部压迫症状,经内科治疗无效者,可以考虑手术切除。术后往往发生甲状腺功能减退症,需要甲状腺激素长期替代治疗。

(3)当合并甲状腺功能亢进时,可使用抗甲状腺药物治疗,但剂量偏小,否则易发生甲状腺功能减退症。

(4)甲状腺过氧化物酶抗体阳性孕妇的处理:对于妊娠前已知甲状腺过氧化物酶抗体阳性的妇女,必须检查甲状腺功能,确认甲状腺功能正常后才可以怀孕;对于妊娠前甲状腺过氧化物酶抗体阳性伴临床型甲状腺功能减退症或者亚临床型甲状腺功能减退症的妇女,必须纠正甲状腺功能至正常才能怀孕;对于甲状腺过氧化物酶抗体阳性,甲状腺功能正常的孕妇,妊娠期间需定期复查甲状腺功能,一旦发生甲状腺功能减退症,应当立即给予甲状腺激素替代治疗,否则会导致对胎儿甲状腺激素供应不足,影响其神经发育。

第二节 糖 尿 病

糖尿病是一组以慢性血糖水平增高为特征的代谢性疾病,因胰岛素分泌和(或)作用缺陷所致。长期碳水化合物以及脂肪、蛋白质代谢紊乱可引起多系统损害,导致眼、肾、神经、心脏、血管等组织器官的慢性进行性病变、功能减退及衰竭;病情严重或应激时可发生急性代谢紊乱,如酮症酸中毒、高血糖高渗状态等。本病使患者生活质量降低,寿命缩短,病死率增高,应积极防治。

世界卫生组织(1999)按病因将糖尿病分为 1 型糖尿病、2 型糖尿病、特殊类型糖尿病和妊娠糖尿病(表 6-1)。

表 6-1 糖尿病分型

1 型糖尿病
免疫介导性(1A 型)
特发性(1B 型)
2 型糖尿病
特殊类型糖尿病
胰岛 β 细胞功能遗传性缺陷
胰岛素作用遗传性缺陷
胰腺外分泌疾病、内分泌疾病
药物或化学品所致
糖尿病相关的遗传综合征
其他
妊娠糖尿病

一、诊断

(一)临床表现

1.糖代谢异常的表现

(1)典型的症状是"三多一少",即多尿、多饮、多食和体重减轻。1 型糖尿病起病急、病情重,常有明显症状。2 型糖尿病可无症状。

(2)软弱、乏力。

(3)皮肤瘙痒,特别是外阴瘙痒。

（4）餐后反应性低血糖可以是病情轻的 2 型糖尿病的早期表现。

2.并发症和伴发病

部分患者并无上述典型表现，仅以并发症和伴发病为首发症状就诊，这些并发症包括以下几种。

（1）急性并发症：①酮症酸中毒；②高渗性高血糖状态；③低血糖症。

（2）血管病变（慢性并发症）。①大血管病变：主要累及大、中动脉，形成动脉粥样硬化，发生冠心病、脑血管意外和下肢坏疽等；②微血管病变：这是糖尿病特异性病变，其中最重要的病变为糖尿病肾病、视网膜病变、神经病变。

（3）感染：①皮肤疖痈是糖尿病常见感染；②真菌性阴道炎和巴氏腺炎是女性患者的常见感染；③结核往往发生在血糖控制差的患者；④老年人易发生肺部感染，女性患者易发生肾盂肾炎和膀胱炎。

（二）诊断标准

诊断标准见表 6-2。

表 6-2　糖尿病的诊断标准（世界卫生组织糖尿病专家委员会报告，1999）

诊断标准	静脉血浆葡萄糖（mmol/L）
糖尿病症状加随机血糖	≥11.1
或空腹血糖	≥7.0
或口服葡萄糖耐量试验 2 小时血糖	≥11.1

注：需再测一次予以证实，诊断才能成立。随机血糖指不考虑上次用餐时间

二、治疗

（一）2 型糖尿病的治疗

1.治疗的原则和目标

（1）原则：强调早期、长期、综合及治疗措施个体化。

（2）目标：通过控制血糖达到或接近正常水平，实现降低糖尿病患者病死率、减轻糖尿病症状、防止和延缓慢性并发症的发生、提高糖尿病患者生存质量的目标。

2.综合治疗

（1）糖尿病教育。

（2）良好的饮食及运动治疗。

（3）合理应用口服降糖药。

(4)必要时注射胰岛素。

(5)系统监测血糖及并发症。

3.治疗策略

2型糖尿病是一种慢性进展性疾病,随着糖尿病病程的延长,胰岛β细胞功能进行性下降,胰岛素分泌进行性减少,必然导致血糖呈逐渐增高的趋势,控制高血糖的治疗方案也应该随之加强。具体的降糖药物选择方法参考《中国2型糖尿病防治指南》(2021版)。

(二)1型糖尿病的治疗

1.1型糖尿病的治疗目标

1型糖尿病的病因学、临床特征、治疗方案、临床预后等均具有与2型糖尿病不同的特殊性。在血糖控制目标、血糖监测及糖尿病自我管理教育等方面需要根据患者生长发育期和社会心理期而个体化调整。

1型糖尿病的治疗6大目标包括:①避免症状性高血糖和低血糖症;②尽早对升高的糖化血红蛋白水平进行干预;③预防家长或孩子由于糖尿病产生的心理问题;④预防青春期代谢恶化;⑤提供积极的医疗服务和糖尿病管理知识;⑥维持正常的生长与发育。

2.1型糖尿病患者的血糖控制目标

目前公认的血糖控制标准为在最少发生低血糖风险的情况下应使患者的血糖尽可能接近正常水平。对于个体患者而言,血糖控制目标的制订应考虑到患者的年龄、患者本人或其家庭管理和认识糖尿病的能力。不同年龄阶段的1型糖尿病患者的血糖目标不同。

血糖目标应该个体化,较低的血糖目标应评估效益-风险比。出现频繁低血糖或无症状低血糖时应调整控制目标,餐前血糖与糖化血红蛋白不符时,应测定餐后血糖(表6-3)。

表6-3 1型糖尿病患者的血糖控制目标(2012中国1型糖尿病诊治指南)

	儿童/青春期			
	正常	理想	一般	高风险
治疗方案		维持	建议/需要调整	必须调整
糖化血红蛋白(%)	<6.1	<7.5	7.5~9.0	>9.0
血糖(mmol/L)				
空腹	3.9~5.6	5~8	>8	>9
餐后	4.5~7.0	5~10	10~14	>14

续表

	儿童/青春期			
	正常	理想	一般	高风险
睡前	4.0~5.6	6.7~10	10~11 或<6.7	>11 或<4.4
凌晨	3.9~5.6	4.5~9	>9 或<4.2	>11 或<4.0

3.1 型糖尿病患者的治疗

由于胰岛素分泌绝对不足,1 型糖尿病患者需要终身胰岛素替代治疗以维持生命。胰岛素治疗的原则包括以下几点。

(1)推荐所有 1 型糖尿病患者尽早使用强化胰岛素治疗方案。

(2)1 型糖尿病患者的胰岛素剂量设定及调整应高度个体化。

(3)应尽早避免胰岛素治疗过程中发生的低血糖。

第三节　高尿酸血症和痛风

高尿酸血症和痛风是嘌呤代谢障碍所引起的一组异质性代谢性疾病,其临床特点为高尿酸血症,尿酸盐结晶沉积所致的特征性急性关节炎、痛风石形成、痛风石性慢性关节炎,并可发生尿酸性肾病、尿酸性尿路结石等,严重者可出现关节致残、肾功能不全。高尿酸血症患者只有出现上述临床表现时才称为痛风。

一、诊断

(一)临床表现

1.无症状期

仅有波动性或持续性高尿酸血症,从尿酸增高至症状出现的时间长达数年至数十年,有些可终身不出现症状,但随年龄增长痛风患病率增加,并与高尿酸血症水平和持续时间有关。

2.急性关节炎期

常有以下特点:①以饮酒、受寒、劳累、高嘌呤饮食、手术、关节局部损伤、心肌梗死、卒中等为诱因。②常为首发症状,尤以第一跖趾关节多见,足弓、踝、膝、腕和肘关节亦常受累。表现为夜间或清晨突然起病,多呈剧痛,触痛明显,于1~

2天达到高峰,受累关节出现红、肿、热、痛和功能障碍,初次发作可于1~2周内自行缓解。③可伴有发热、畏寒、心悸、头痛不适等全身症状。④发作间隙期长短不一,几乎无残余症状,可有发作部位皮肤色素加深、脱屑。

3.痛风石及慢性关节炎期

多次急性单关节或寡关节发作后,可表现为每年发作次数增多,症状持续时间延长,逐渐发展为慢性非对称性关节炎,甚至累及肌腱、腱鞘等关节周围组织。痛风石为此期特征性的临床表现,常见于耳郭、足趾、指间和掌指关节,隆起于皮下,外观如芝麻至鸡蛋大小不等,常呈多关节受累,且多见于关节远端。受累关节可表现为以骨质缺损为中心的关节肿胀、僵硬及畸形。

4.肾病变

(1)尿酸性肾病:临床上呈隐匿起病,早期表现为间歇性蛋白尿,进而发展为持续性,伴肾浓缩功能下降时夜尿增多,低比重尿,晚期可发生肾功能不全。缺乏痛风性关节炎发作者不宜诊断本病。

(2)尿酸性肾石病:尿液中尿酸浓度增加并沉积形成尿路结石。细小泥沙样结石可随尿液排出而无症状,较大者梗阻尿路,引起血尿、肾绞痛、肾积水、尿路感染。部分患者肾结石的症状可早于关节炎发作。纯尿酸结石能被X线透过不显影,但混合钙盐较多者,可被尿路平片发现。

(3)急性尿酸性肾病:多见于继发性高尿酸血症,主要是骨髓增生性疾病放疗化疗、癫痫发作后和劳力性热射病者,血、尿尿酸浓度突然增高,大量尿酸结晶沉积于集合管、肾盂肾盏及输尿管,导致尿路梗阻和远端肾血管床闭塞而产生急性肾损伤。表现为少尿、无尿,急性肾衰竭,尿中可见大量尿酸结晶和红细胞。

(二)诊断流程

诊断流程见图6-2。

(三)诊断依据

(1)高尿酸血症正常嘌呤饮食,非同日两次空腹血尿酸男性和绝经后女性>420 μmol/L(7.0 mg/dL)、绝经前女性血尿酸>350 μmol/L(5.8 mg/dL)。

(2)痛风参照1977年美国风湿病学会痛风分类标准和2011年欧洲抗风湿病联盟痛风和高尿酸血症诊断和治疗推荐。病程中出现特征性下肢单关节炎,急性起病,表现为红、肿、剧痛,6~12小时迅速达顶峰,临床可考虑痛风诊断。而关节穿刺滑囊液或痛风石内容物检查证实为尿酸盐结晶即可确立诊断。

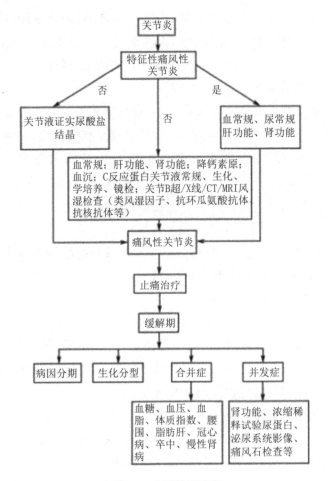

图 6-2 痛风诊断流程

（3）完整的痛风诊断应包括病因（原发或继发）、分期（急性期、间歇期、慢性期、慢性基础上急性加重）、程度（受累关节范围、数目；疼痛评分）、生化特征（尿酸生成增多、排泄障碍、混合型）、并发症（痛风石、肾脏病变）、合并症（代谢综合征及其组分、心脑血管疾病等）。病史、血生化、尿酸排泄分数和影像学等检查对完善诊断有重要价值。

（四）注意事项

（1）血尿酸测定：由于血尿酸存在较大波动，急性期可因炎症因子的促尿酸排泄作用，血尿酸可以正常甚至偏低，应反复监测。

（2）尿尿酸测定：限制嘌呤饮食 5 天后，每天尿酸排出量＞3.57 mmol/L（600 mg），可认为尿酸生成增多。此外，可计算尿酸排泄分数，＞10％为尿酸生成增多型;<5％为尿酸排泄减少型;5％～10％为混合型。

(3)滑囊液或痛风石内容物检查:偏振光显微镜下可见针形尿酸盐结晶。滑囊液外观因白细胞积聚可混浊,但细菌培养阴性。

(4)X线检查:早期急性关节炎发作仅见非特征性软组织肿胀,不推荐行此检查。慢性期或反复发作后可见软骨缘破坏,关节面不规则,特征性改变为穿凿样、虫蚀样圆形或弧形的骨质透亮缺损,如同时合并软组织包块则为慢性痛风石性痛风特征性放射学改变。

(5)血常规、尿常规、血糖、血脂、肝功能、肾功能、钙磷和甲状腺功能测定有助于痛风病因和伴发病的判断、止痛和降尿酸药物的选择。

二、治疗

(一)急性痛风性关节炎治疗(止痛治疗)

具体流程见图 6-3。

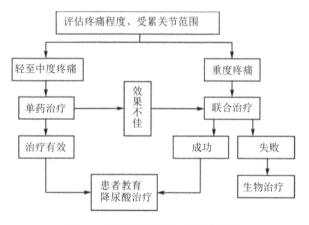

图 6-3 痛风急性发作止痛治疗流程

1.病情评估

(1)视觉模拟评分法(0～10 分)评估关节疼痛严重程度:轻度 0～4 分;中度 5～6 分;重度 7～10 分。

(2)评估急性关节炎病程。早:发作 12 小时以内;中:发作 12～36 小时;晚:发作>36 小时。

(3)评估受累关节范围:分为多关节、1～2 个大关节、单个和少数小关节受累 3 类。多关节指 4 个以上关节受累且>1 个关节区域或 3 个以上大关节。大关节指踝、膝、腕、肘、髋、肩关节,关节区域分为前足(趾指关节、足趾)、中足、后足（足后跟、踝部）、膝、髋、腕、肘、肩关节等。

2.选药

止痛药包括非甾体抗炎药、秋水仙碱、糖皮质激素。根据关节疼痛程度和受累关节种类、范围按上述流程选择单药或联合止痛药治疗。疗效不佳指止痛药治疗 24 小时以内关节疼痛评分缓解＜20％；或治疗 24 小时以上疼痛评分缓解＜50％。

3.药物

非甾体抗炎药通常开始足量使用，症状缓解后减量。秋水仙碱可每次口服 0.5 mg，每 8 小时 1 次，近年推荐秋水仙碱首剂 1 mg，1 小时后 0.5 mg，12 小时或以后予以预防剂量维持，如秋水仙碱 0.5 mg，每天 1 次或两次。糖皮质激素如泼尼松，起始剂量 0.5/(kg·d)，使用 5～10 天后迅速停药或全量使用 2～5 天，7～10 天内减量停用。通常用于上述药物无效和不能耐受秋水仙碱和非甾体抗炎药者。

4.注意事项

非甾体抗炎药最常见的不良反应是胃肠道症状，亦可加重肾功能不全，影响血小板功能。活动性消化道溃疡者禁用。应注意秋水仙碱药物相互作用，其治疗剂量和中毒剂量十分接近，除胃肠道反应外，可有白细胞计数减少、再生障碍性贫血、肝细胞损伤、脱发等。有肝肾功能损害者谨慎减量使用。激素类药物的特点是起效快、缓解率高，但停药后容易出现症状"反跳"。

(二)降尿酸治

1.适应人群

明确痛风性关节炎者伴以下 4 种情况之一：临床或影像学可见的痛风石；慢性肾脏病 2 期以上；急性发作每年 2 次以上；既往尿石症史。

2.目标

血尿酸应控制在 300～360 μmol/L（5～6 mg/dL）以下并长期维持。

3.预防急性发作

为防止急性发作，可在开始降尿酸的同时预防使用秋水仙碱或非甾体抗炎药。

4.基础措施

患者教育（饮食、生活方式）；去除非必需的升高血尿酸的药物；评估痛风的负担（痛风石；急性发作的频度和严重程度；慢性症状和体征）。

5.药物

(1)别嘌醇:适用于尿酸生成过多或不适合使用排尿酸药物者。每次 50～100 mg,每天 1 次起始,2～5 周逐渐递增剂量。

(2)非布司他:选择性黄嘌呤氧化酶抑制剂。每次 40 mg 或 80 mg,每天 1 次,主要通过肝脏代谢,故轻中度肾功能不全者有效、安全。

(3)苯溴马隆:每次 50 mg,每天 1 次,渐增至 100 mg,每天 1 次。主要抑制近端肾小管尿酸盐转动体对尿酸盐的重吸收,增加尿酸的排泄。当内生肌酐清除率＜30 mL/min 时无效。

6.药物注意事项

别嘌醇不良反应包括胃肠道反应、皮疹、药物热、骨髓抑制、肝肾功能损害等,多发生在肾功能不全患者。因此,应根据估计的肾小球滤过率减量调整剂量。此外检测 $HLA-B*5801$ 位点有助于识别别嘌醇超敏反应者。肝功能不全者禁用非布司他。已有尿酸结石,或单纯尿酸排泄增多型者不宜使用苯溴马隆,用药期间应多饮水,服枸橼酸钾每天 30～60 mL 或碳酸氢钠每天 3～6 g 等碱性药物。

7.监测

2～5 周监测血尿酸和药物不良反应。

第四节 血 脂 异 常

血脂是血浆中的中性脂肪(三酰甘油和胆固醇)和类脂(磷脂、糖脂、固醇、类固醇)的总称,循环血中脂质的质和量的异常被称为血脂异常或血脂紊乱。因脂质不溶或微溶于水,在血中必须与蛋白质结合,以脂蛋白的形式存在,所以,血脂异常实际上表现为脂蛋白异常血症。血浆脂蛋白根据其相对密度分为 5 类:乳糜微粒、极低密度脂蛋白、中间密度脂蛋白、低密度脂蛋白和高密度脂蛋白。

一、诊断

(一)临床表现

血脂异常一般无临床症状,但部分病例可有黄色瘤发生。长期血脂异常,脂质可在血管壁沉积引起动脉粥样硬化,可表现为冠心病、缺血性脑卒中、周围动脉疾病、腹主动脉瘤及症状性颈动脉病(如短暂性脑缺血)等心血管疾病的相关症状与体征。血脂异常是代谢综合征的一部分,常与肥胖症、高血压、冠心病、糖尿病等疾病同时存在或先后发生。严重的高三酰甘油血症可引起急性胰腺炎。

(二)诊断流程

1.血脂检测

了解患者是哪种或哪几种脂蛋白代谢紊乱是诊断治疗的第一步。

2.排除继发性血脂异常的可能病因

如肥胖、糖尿病、高血压、原发性甲状腺功能减退、肾病等。

3.查找原发性血脂异常的原因

有助于判断患者的心血管疾病风险以及对药物治疗的反应。详细了解家族史有助于做出正确的诊断,必要时对家族成员进行血脂分析。根据2007年《中国成人血脂异常防治指南》,我国人群血脂合适水平见表6-4。

表6-4　血脂水平分层标准(mmol/L)

分层	总胆固醇	低密度脂蛋白胆固醇	高密度脂蛋白胆固醇	三酰甘油
合适范围	<5.18	<3.37	≥1.04	<1.70
边缘升高	5.18~6.19	3.37~4.12		1.70~2.25
升高	≥6.22	≥4.14	≥1.55	≥2.26
降低			<1.04	

注:摘自2007《中国成人血脂异常防治指南》

(三)注意事项

测定血脂需在空腹状态下(禁食12~14小时)。首次发现血脂异常时应在2~4周内再予复查。建议40岁以上男性和绝经期后女性每年进行血脂检查。对于糖尿病、缺血性心血管疾病及其高危人群,则应每3~6个月测量1次。

二、治疗

(一)治疗目标

2007年中国成人血脂异常防治指南制定联合委员会制定了《中国成人血脂异常防治指南》,其按照有无冠心病及其等危症、有无高血压及其他心血管危险因素的多少,结合血脂水平来综合评估心血管病的发病危险,将人群进行危险性高低分层。危险性越高,则调脂治疗应该更加积极。冠心病等危症包括:①有临床表现的冠状动脉以外动脉的动脉粥样硬化,包括缺血性脑卒中、周围动脉疾病、腹主动脉瘤和症状性颈动脉病(如短暂性脑缺血)等;②糖尿病;③有多种危险因素,如高血压、吸烟、低高密度脂蛋白胆固醇血症、肥胖、早发缺血性心血管病家族史、老龄(男性≥45岁、女性≥55岁)。

根据2010年《中国2型糖尿病防治指南》,在进行调脂治疗时,应将降低低密度脂蛋白胆固醇作为首要目标。如无他汀药物的禁忌证,所有已罹患心血管疾病的糖尿病患者都应使用他汀类调脂药,以使低密度脂蛋白胆固醇降至2.07 mmol/L(80 mg/dL)以下或较基线状态降低30%~40%。对于没有心血管疾病且年龄在40岁以上者,如果低密度脂蛋白胆固醇在2.5 mmol/L以上或总胆固醇在4.5 mmol/L以上,应使用他汀类调脂药;年龄在40岁以下者,如同时存在其他心血管疾病危险因素(高血压、吸烟、微量清蛋白尿、早发性心血管疾病的家族史及估计的心血管疾病整体危险性增加)时亦应开始使用他汀类药物。如果三酰甘油浓度>4.5 mmol/L,可以先用贝特类药物治疗,以减少发生急性胰腺炎的危险性。当他汀类药物治疗后低密度脂蛋白胆固醇已达标,但三酰甘油>2.3 mmol/L,高密度脂蛋白胆固醇<1.0 mmol/L时可考虑加用贝特类药物。

(二)非药物治疗

(1)饮食治疗。

(2)规律的有氧运动。

(3)其他健康的生活方式,如戒烟、限盐、限制饮酒等。

(三)药物治疗

1.HMG-CoA还原酶抑制剂(他汀类)

以降低胆固醇为主,如阿托伐他汀10~80 mg/d,辛伐他汀5~40 mg/d,普伐他汀10~40 mg/d,瑞舒伐他汀10~20 mg/d,氟伐他汀40~80 mg/d。

2.纤维酸衍生物(贝特类)

以降低甲状腺球蛋白为主,如非诺贝特0.1 g,每天3次或微粒型0.2 g,每天1次;苯扎贝特0.2 g,每天3次或缓释型0.4 g,每晚1次。

3.胆固醇吸收抑制剂

如依折麦布等。

4.胆酸螯合剂(树脂类)

如考来烯胺、考来替哌等。

5.烟酸

如阿昔莫司等。

第 七 章

血液系统疾病

第一节 贫 血

一、缺铁性贫血

缺铁性贫血是体内铁缺乏,影响血红素合成引起的贫血。特点是小细胞低色素性贫血。它是贫血中最常见的一种,可发生于任何年龄,但以生育期妇女和婴儿最为多见。

(一)诊断

1.临床表现

轻度贫血,可无症状。贫血严重者,除有疲乏、无力、心悸、气短、头昏、目眩、面色苍白、月经失调等贫血的一般临床表现外,还可因含铁酶或铁依赖酶活性降低而出现扁平甲或反甲、指甲脆弱易裂、毛发干枯易脱落、皮肤干燥、皱缩或萎缩、舌乳头萎缩,表面光滑、质红,有灼痛感。亦可见口腔炎、唇炎、口角皲裂、慢性胃炎、胃酸缺乏等。偶见食管痉挛或局部炎症导致的吞咽困难。少数患者可有神经精神症状。

2.实验室检查

(1)血象:轻度贫血时,红细胞可为正细胞低色素性。当贫血严重时,变成小细胞低色素性贫血。红细胞平均体积<80 fl,红细胞平均血红蛋白含量<26 pg,红细胞平均血红蛋白浓度<320 g/L,成熟红细胞大小不一,中心浅染区扩大。白细胞和血小板计数大多正常。

(2)骨髓象增生活跃或明显活跃,粒、红比值降低。红细胞系显著增生,以中、晚幼红为主。有核红细胞胞体小,胞质少,染色偏蓝,边缘不整,核染色质致密。骨髓小粒可染铁消失,铁粒幼红细胞<15%。骨髓铁染色比细胞形态变化更具敏感性和特异性,是目前临床最便捷和特异的诊断方法。

(3)血清铁浓度降低,常<8.95 μmol/L(500 μg/L)。总铁结合力增高>64.44 μmol/L(3 600 μg/L),运铁蛋白饱和度<15%。其他小细胞低色素性贫血,如海洋性贫血和铁粒幼红细胞性贫血,血清铁反而增高。

(4)血清铁蛋白浓度<14 ng/mL,有助于诊断潜在性缺铁。

(5)可溶性转铁蛋白受体升高(国外标准建议>8 mg/L),它不受急性期反应的影响,对缺铁性贫血的诊断有很高的特异性和敏感度,比其他实验室指标更能精确地评估机体铁状况。

(6)红细胞游离原卟啉>0.9 μmol/L(500 μg/L),或全血锌原卟啉>0.96 μmol/L(600 μg/L)。

(二)治疗

1.病因治疗

控制慢性失血、驱除钩虫、治疗萎缩性胃炎和脂肪泻。

2.口服铁剂

常用硫酸亚铁,每次0.3 g,每天3次;或用富马酸亚铁0.2 g,每天3次;或用琥珀酰亚铁0.1~0.2 g,每天3次。亦可用多糖铁复合物150 mg,每天1~2次。铁剂宜于饭后吞服或与饭菜同服,忌与茶或咖啡同饮,如有胃部不适、厌食、胃痛、腹痛及恶心、呕吐,便秘及腹泻等,每次剂量减半,待症状消退后,再改为常用量。铁剂治疗至血红蛋白正常后再持续3~6个月。

3.注射铁剂

一般不用,仅适用于下列情况:有严重消化道反应,口服铁剂不能耐受;有胃肠道疾病或手术后影响铁剂吸收或妊娠持续呕吐的患者;妊娠晚期严重缺铁,需要迅速纠正缺铁时。

(1)右旋糖酐铁:为氢氧化高铁与右旋糖酐的复合体,每毫升含铁50 mg,成人首剂50 mg,在两侧臀部做深部肌内注射,如无反应,以后每天或每隔2天、3天注射100 mg。每提高血红蛋白1 g/dL约需右旋糖酐铁300 mg,故其总剂量(mg)=300×(15-患者每百毫升血液所含的血红蛋白克数)+500。

(2)山梨醇铁:每毫升含铁50 mg,每次用量75~100 mg,每提高血红蛋白1 g/dL需200~250 mg,用法和需铁量的计算方法参照右旋糖酐铁。

肌内注射铁剂后可有局部疼痛、荨麻疹及发热、头痛、关节痛、肌肉酸痛、局部淋巴结肿大等。个别患者可有全身淋巴结肿大,中性粒细胞增多。偶见过敏性休克,甚至突然死亡,故应用时必须谨慎小心。肾衰竭者禁用。

4.辅助治疗

应纠正偏食的坏习惯,食谱要广,给予含铁丰富及富于各种维生素和蛋白质的食物。血红蛋白<60 g/L 且症状明显者可输红细胞悬液。对幽门螺杆菌感染合并缺铁性贫血患者,需根除幽门螺杆菌治疗联合补铁治疗,贫血恢复速度明显加快。

5.其他

对中、老年男性或绝经后妇女发生缺铁性贫血,应高度警惕胃、结肠等部位恶性肿瘤。

二、巨幼细胞性贫血

巨幼细胞性贫血是由于体内缺乏叶酸或维生素 B_{12} 或缺乏内因子引起的一种大细胞性贫血。外周血液中出现巨红细胞,骨髓象呈巨幼细胞增生,并伴有消化道和(或)神经症状。

(一)诊断

1.症状和体征

(1)原发病症状。

(2)一般贫血症状和体征起病缓慢。

(3)特殊征象:常有消化道症状,如舌炎(舌红呈鲜牛肉色)伴剧痛、口腔炎、食管炎以及食欲缺乏、恶心、呕吐、腹胀、腹泻等;维生素 B_{12} 缺乏可伴有周围神经炎并有脊髓联合变性症状;可伴有感染或出血倾向。

2.实验室检查

(1)血象呈大细胞性贫血,平均红细胞体积>100 fl。血涂片示红细胞体积大,厚度增加,染色深,偶见 Howel-Joly 小体和卡波环。可发生全血细胞减少。中性粒细胞常分叶过多(5 叶者>5%或 6 叶者>1%)。

(2)骨髓象增生明显活跃,粒、红比值降低。幼红细胞胞体大、胞质丰富,核、质比例增大,核染色质细而疏松,呈"幼核老浆"。同时骨髓中出现的巨晚幼粒细胞和巨杆状核细胞,对诊断具有非常重要的价值。当巨幼贫合并缺铁性贫血时,红系巨变常被掩盖而不明显,而粒系细胞的巨变依然存在。

(3)血清叶酸浓度(放射免疫法)<6.91 nmol/L 或<3 ng/mL),红细胞内叶酸浓度(放射免疫法)<227 nmol/L 或<100 ng/mL)。后者反映体内贮存,且不

易受口服叶酸影响。

(4)血清维生素 B_{12} 浓度(放射免疫法)<74 pmol/L(<100 pg/mL)(内因子缺乏所致者血清维生素 B_{12} 浓度常<29.6 pmol/L 或 40 pg/mL)。

(5)内因子缺乏所致的巨幼细胞性贫血患者血清内因子阻断抗体阳性。胃液内因子测定<200 U/h(正常人>1 000 U/h)。用五肽胃泌素刺激后,内因子含量低或缺乏(<250 U/h)提示内因子缺乏所致的巨幼细胞性贫血。

(6)近年来有用脱氧尿嘧啶核苷抑制试验,以早期诊断叶酸和(或)维生素 B_{12} 缺乏。

(二)治疗

(1)祛除病因。

(2)调整饮食习惯,注意烹调方法,充分供应含维生素 B_{12} 及叶酸丰富的食物。

(3)严重贫血而症状明显者可输红细胞悬液。

(4)对维生素 B_{12} 缺乏者,每天肌内注射 B_{12} 100 μg,连续 2 周,以后改为每周两次,共 4 周或待血象恢复正常后逐渐停药。如有神经症状,可每 2 周给药 200 μg,持续 6 个月。也可用甲钴胺 0.5 mg 口服每天 3 次或 0.5 mg 肌内注射,隔天 1 次。对有脊髓联合变性的病例,也可以维生素 B_{12} 鞘内注射 15~30 μg,5 天 1 次,6 次为一疗程。恶性贫血(内因子缺乏)患者需终身接受维生素 B_{12} 100 μg,每月 1 次的治疗。维生素 B_{12} 缺乏且伴有叶酸缺乏者,可同时给以叶酸。切勿单用叶酸治疗以免加重神经系统损害。

(5)对叶酸缺乏者,可口服叶酸每天 10~15 mg。亚叶酸钙常用于严重肝病或叶酸拮抗剂引起的严重毒性,可肌内注射 3~9 mg,每天 1 次,直至血象恢复正常。

(6)经维生素 B_{12} 和(或)叶酸治疗后血红蛋白上升至 60~70 g/L 以后不再上升时,应考虑是否伴有缺铁,而补充相应的铁剂。

(7)如果合并蛋白质缺乏,则补充复方氨基酸,往往会收到更好的疗效。如果合并黄疸,提示有原位溶血,给予还原型谷胱甘肽 1 周左右即可。即使明显的全血细胞减少,通常也不需要针对白细胞及血小板计数减少给予特殊治疗,多数在给予叶酸或维生素 B_{12} 治疗 1~2 周后很快恢复正常。

三、再生障碍性贫血

再生障碍性贫血(简称再障)是由于化学、物理、生物因素及其他不明原因所引起的骨髓造血干细胞及微环境损伤,以致骨髓造血功能衰竭的一组综合征。临床上以全血细胞减少及骨髓增生降低而伴有相应的贫血、感染、出血为主要表现。

(一)诊断

1.诊断标准

(1)全血细胞减少,网织红细胞绝对值减少。

(2)一般无脾大。

(3)骨髓至少一个部位增生降低或重度降低(如增生活跃,须有巨核细胞明显减少),骨髓小粒非造血细胞增多。

(4)排除引起全血细胞减少的其他疾病,如阵发性睡眠性血红蛋白尿症、急性造血功能停滞、急性白血病、骨髓纤维化等。

(5)一般抗贫血药物治疗无效。

2.分型

(1)急性再障(重型再障Ⅰ型):①发病急,贫血呈进行性加剧,常伴有严重感染,出血表现严重。②除血红蛋白下降较快外,须具备下列3项中之2项:网织红细胞<0.1%,绝对值<15×10^9/L;白细胞计数明显减少,中性粒细胞绝对值<0.5×10^9/L;血小板<20×10^9/L。③骨髓象显示:多部位增生降低,三系造血细胞明显减少,非造血细胞增多,如增生活跃须有淋巴细胞增多;骨髓小粒中非造血细胞及脂肪细胞增多。

(2)慢性再障(轻型再障):①发病慢,贫血、感染及出血较轻。②血红蛋白下降速度较慢,网织红细胞、白细胞、中性粒细胞及血小板值常较急性型为高。③骨髓象显示:三系或二系减少,至少一个部位增生不良,如增生良好,红系中常有晚幼红比例增多,巨核细胞明显减少;骨髓小粒中非造血细胞及脂肪细胞增加。

病程中如病情恶化,临床、血象及骨髓象与急性型相同时,称为重型再障Ⅱ型。

(二)治疗

1.一般治疗

(1)病因明确者应及时祛除病因。避免应用对骨髓有毒性作用的药物。忌用抗血小板凝聚药(包括非甾体抗炎药)。

(2)输血血红蛋白<60 g/L,且有组织缺氧症状者可考虑输血或浓缩红细

胞。急性再障在造血干细胞移植前应严格掌握输血,尤其不能输用供髓者家族成员的血。

(3)防治感染注意口腔、外阴、皮肤等部位的护理。一旦发现感染征象可先用经验性抗生素治疗,再根据细菌培养结果及药敏选用相应的抗生素。

(4)防治出血可用卡巴克络、酚磺乙胺、凝血酶等止血药。泼尼松口服,每次10 mg,每天3次,对皮肤黏膜出血可能有效,但对内脏出血无效。严重出血时可输注血小板悬液。鼻腔出血时需局部填塞。女性患者月经过多时可于月经来潮前1周开始,每天肌内注射丙酸睾酮50 mg,至月经来潮后停用。

2.雄激素

雄激素是目前治疗慢性再障的主要药物,可刺激骨髓红系祖细胞增殖、分化,并刺激肾脏产生促红细胞生成素而促进血红蛋白的合成。注射剂如丙酸睾酮(因肌内注射处易于发生硬结和感染,渐被长效睾酮代替),肌内注射;每次250 mg,1周2次。口服剂如司坦唑醇、达那唑等,因易引起谷丙转氨酶升高等肝脏损害,渐被十一酸睾酮代替。口服;每次40 mg,每天3次。雄激素需持续用药3个月以上才显效,总疗程维持2年。

3.环孢素A

抑制T淋巴细胞等释放某些影响造血的细胞因子,如IL-1、IL-2、γ-干扰素等。用于重型再障每天5~8 mg/kg,分2次口服。见效后逐渐减量,连用3个月以上。

4.抗胸腺球蛋白或抗淋巴细胞球蛋白

抗胸腺球蛋白或抗淋巴细胞球蛋白是目前治疗急性再障的主要药物。可杀伤抑制造血的淋巴细胞,也能促进造血。慢速静脉滴注;每次750~1 000 mg[15 mg/(kg·d)],每天1次,连用4~5天。同时静脉滴注氢化可的松100 mg,可减轻发热等变态反应。

5.大剂量丙种球蛋白

可通过介导机制杀伤某些抑制干细胞生长的淋巴细胞。静脉滴注;每次50 g,4周1次。

6.激素

大剂量甲泼尼龙静脉滴注;每次1.0~1.5 g,每天1次,共3天。以后每3天剂量减半,直至每次50~60 mg,每天1次,共15天,渐减量停药。

7.细胞因子

促红细胞生成素、粒细胞集落刺激因子、粒细胞-巨噬细胞集落刺激因子均可视病情选用,唯较大剂量才有效。

8.异基因造血干细胞移植

适用于急性型。

9.改善微循环

如山莨菪碱、硝酸士的宁、一叶萩碱及中医中药等均可选用。但疗效不及雄激素等。

10.脾切除

脾切除的疗效目前仍无肯定意见。

第二节　白细胞减少症和粒细胞缺乏症

外周血白细胞计数持续$<4.0\times10^9/L$,称为白细胞减少症。白细胞减少主要是中性粒细胞减少,若中性粒细胞绝对数$<2.0\times10^9/L$,称之为中性粒细胞减少症。中性粒细胞绝对数$<0.5\times10^9/L$,则为粒细胞缺乏症。

一、诊断

（一）临床表现

1.白细胞减少症

原因不明的白细胞减少症临床上较为常见。可无主诉,仅在血常规检查时发现。也有部分患者可有乏力、头昏、腿酸、食欲减退、睡眠差、低热等症状。一般呈良性经过。继发性者,症状与体征随原发病而异,常有反复感冒、口腔炎、中耳炎、支气管炎、肺炎、泌尿道感染及皮肤感染等。

2.粒细胞缺乏症

大多起病急骤,可突然畏寒、高热、大汗、全身不适。大多在2～3天内发生严重感染。以肺、泌尿道、口咽部和皮肤感染最多见。口腔、消化道黏膜常发生坏死性溃疡。易并发败血症或脓毒血症。

（二）病因诊断

1.用药史

询问患者有无应用可引起白细胞计数减少的药物。

2.理化因素

如接触放射线、放射性物质,或者苯、二甲苯及有机溶剂等。

3.感染

如细菌(以伤寒沙门菌、副伤寒沙门菌等革兰氏阴性杆菌多见)、病毒(病毒性肝炎、流感等)和原虫(疟疾、黑热病等)感染。

4.继发于各系统的其他疾病

如脾功能亢进、再生障碍性贫血、骨髓增生异常综合征、阵发性睡眠性血红蛋白尿、巨幼细胞性贫血、急性白血病、结缔组织病、癌症骨髓转移、费尔蒂综合征等。

5.慢性原因不明性白细胞减少症

可因骨髓造血功能低下、自身免疫因素、白细胞分布异常等因素引起。

6.先天性、遗传性因素

如婴儿遗传性粒细胞缺乏症、伴胰腺功能不全的粒细胞减少症、家族性良性慢性粒细胞减少症等。

(三)实验室检查

1.白细胞减少症

白细胞计数多在$(2\sim4)\times10^9/L$,中性粒细胞百分比正常或稍减少,淋巴细胞比率相对增高。骨髓象可基本正常,也可见粒细胞轻度受抑制或增生。若为血液系统其他疾病引起者,血象和骨髓可发现原发病的特征性改变。

2.粒细胞缺乏症

白细胞计数常$<2.0\times10^9/L$,中性粒细胞绝对值$<0.5\times10^9/L$。淋巴细胞相对增多,单核细胞亦可增多,骨髓象呈粒细胞成熟障碍或再生障碍。

3.特殊检查

有助于了解粒细胞减少的原因和机制,对指导治疗有一定的意义。

(1)测定骨髓粒细胞贮备功能:①脂多糖$5\sim10\ \mu g$皮下注射,注射前及注射后24小时测白细胞计数,若白细胞计数升高$2.0\times10^9/L$,或较原水平升高一倍以上,提示粒细胞贮备功能正常。目前在临床已不常用。②氢化可的松200 mg加入葡萄糖液40 mL静脉滴注,3~4小时后中性粒细胞计数升高$(4.0\sim5.0)\times10^9/L$,为贮备功能正常。亦可于早晨口服泼尼松40 mg,服前及服后5小时各查白细胞及分类1次。若中性粒细胞计数升高$2.0\times10^9/L$以上,表示骨髓贮备功能正常。

(2)测定边缘池粒细胞:皮下注射肾上腺素0.3 mg,注射后20分钟测白细胞计数,如升高$2.0\times10^9/L$,或较原水平高1倍以上,提示血管壁上有粒细胞过多聚集,如无脾大,可考虑为假性粒细胞减少症。有心脑血管疾病的患者应慎用。

(3)测定破坏粒细胞的因素。①白细胞凝集试验:阳性提示血中存在有同种免疫抗体,但多次输血或经产妇可有假阳性反应;②白细胞毒素试验:台盼蓝染色后,阳性细胞>10%,提示血内有白细胞毒素抗体;③血清溶菌酶测定增高反映粒细胞破坏加速;④粒细胞寿命测定:用 $DF^{32}P$ 标记粒细胞以观察其在外周血中破坏的速度。

二、治疗

(一)白细胞减少症

最重要的是明确发病原因,并积极治疗原发病。此外可根据白细胞减少的发病机制,采用不同治疗方法。

1.生成障碍型

临床上升白细胞的药物种类很多,但疗效都不肯定。一般选用2~3种不同作用机制的升白细胞药物联合应用,治疗3~4周无效时,可更换另一组药物。常用的药物有维生素 B_4 20 mg,口服,每天3次;利血生20 mg,口服,每天3次;鲨肝醇50 mg,口服,每天3次;氨肽素1.0 g,口服,每天3次;盐酸小檗胺100 mg,口服,每天3次;茜草双酯0.2~0.4 g,口服,每天3次;碳酸锂300 mg,口服,每天3次。

2.破坏过多型

可选用泼尼松,每天20~40 mg,口服;脾功能亢进所致者可考虑切脾除术。

3.分布异常型

分布异常型又称假性粒细胞减少症,治疗以中药健脾、补肾、益气养血为主。

(二)粒细胞缺乏症

1.祛除病因

如停止接触可疑相关药物及有毒化学物质,脱离电离辐射场所等。

2.消毒隔离

有条件时患者可进无菌病房。否则接触患者前应清洁双手并戴口罩,加强皮肤、口腔、消化道、阴道、肛门的清洁护理工作。在抗生素应用之前,及时做好病原学检查。

3.控制感染

在病原学检查结果报告之前,可联合应用广谱抗生素控制感染,如第三代头孢菌素联合氨基糖苷类药物。也可首选亚胺培南联合万古霉素。口咽部、消化道、呼吸道有明确感染灶者可加用甲硝唑。以后再根据细菌培养及药敏试验结果做适当调整。

4.造血生长因子

应用粒细胞集落刺激因子或粒细胞-巨噬细胞集落刺激因子是近年来治疗粒细胞缺乏症的最有效措施之一。150～300 g,皮下注射,每天 1 次。每天或隔天复查血常规,待粒细胞数升至正常值以上并持续 2～3 次即可停药,疗程一般为 5～14 天。不良反应有发热、全身酸痛等。

5.肾上腺糖皮质激素

对少数因免疫因素所致的患者有效。但必须在足量抗生素应用的前提下谨慎应用,以免感染扩散。

第三节 紫　　癜

一、过敏性紫癜

过敏性紫癜是一种小血管变态反应性疾病。其临床表现常有皮肤和黏膜出血,或伴有关节炎,亦可累及胃肠道、肾脏等,临床分单纯皮肤型、关节型、肾型、混合型。多见于儿童及青少年,是血管性紫癜中较为常见的一种。

(一)诊断

(1)病史中注意其促发因素,即有无细菌性感染、寄生虫感染、药物及食物过敏等。

(2)临床注意紫癜是否分批出现和对称性分布,以四肢伸侧多见,新鲜皮疹是否略高于皮肤表面,有无并发荨麻疹、水肿或多形性红斑;有无阵发性腹部绞痛,伴发恶心、呕吐、腹泻、便血;有无关节肿痛;有无血尿或蛋白尿。

(3)凝血机制的各种检查,除毛细血管脆性试验可呈阳性外,均无异常发现,大便隐血、尿蛋白等试验可呈阳性反应。IgG 及 IgA 亦可增高。

(二)治疗

(1)祛除病因,控制感染病灶:如呼吸道链球菌或金黄色葡萄球菌等感染。有寄生虫感染者,进行驱虫。如有药物过敏者,应停服有关药物。

（2）肾上腺糖皮质激素：如泼尼松每天 30～60 mg，分 3 次服用，不能口服者可静脉滴注氢化可的松或地塞米松。也可联合丙种球蛋白 100～200 mg/(kg·d)，每天 1 次，共用 3 次。

（3）抗组胺药物：如氯雷他定、氯苯那敏，均可应用。近来发现组胺拮抗剂西咪替丁对治疗过敏性紫癜具有疗效显著，且具有药源丰富、价格低廉、治愈率高、不良反应少、安全可靠的特点。

（4）近来有报道甘草酸二铵用于激素治疗无效或复发的患者，取得了满意的疗效。在常规治疗的基础上加甘草酸二铵 20～30 mL/d 静脉滴注，症状完全缓解后继续巩固治疗 1 周。它具有内源性糖皮质激素的作用，而无外源性激素的不良反应。

（5）腹型紫癜应用山莨菪碱，5～10 mg，肌内注射，每天 2～3 次，必要时静脉滴注，也可加入 5％葡萄糖液中静脉滴注，每天 30 mg，7～10 天为一疗程。

（6）肾型紫癜可按肾炎治疗。泼尼松治疗 4 周效果不显著，可加用免疫抑制剂如硫唑嘌呤、环磷酰胺 100～200 mg，每天口服。可连用 4～6 个月，并密切观察血象变化。

（7）辅助药物可选用维生素 C、葡萄糖酸钙等。普鲁卡因 300～500 mg 加入 5％葡萄糖液 500 mL，静脉滴注，每天 1 次。

二、特发性血小板减少性紫癜

特发性血小板减少性紫癜是一种免疫介导性疾病，在 85％患者中可查到抗血小板抗体。外周血的血小板破坏增加是导致血小板减少的直接原因，这与免疫、脾和血管因素等可能有关。急性与慢性两型的临床病程有很大差异。急性型常见于儿童或青年，起病急骤，发病前 2～3 周多有病毒感染史，经 1～2 个月常能自发缓解。发病时血小板下降明显，常有发热，出血较严重，血小板寿命缩短显著。骨髓巨核细胞数目增加，但成熟障碍并有退行性变。脾不大。慢性型以成人和妇女为多，病程长、持续或反复发作。出血较轻，血小板计数多在 5 万以下。骨髓巨核细胞数目增多，多属成熟型，胞质内颗粒减少，血小板生成亦少。脾可触及。

（一）诊断

（1）出血以皮肤瘀点和瘀斑居多，常见于四肢及躯干，其次为牙龈出血、鼻出血、皮下出血及月经过多，间有血尿、消化道或颅内出血。

（2）起病前多有感染、接种疫苗或服药史，病程中常有缓解及发作交替出现。

(3)血小板计数在急性型常<20×10^9/L,慢性型多在$(30\sim80)\times10^9$/L,出血时间延长,血块收缩不良,毛细血管脆性试验可呈阳性。骨髓检查的主要变化为巨核细胞数量增加或正常,巨核细胞成熟障碍并呈退行性变性。

(4)条件许可时进行放射性铬(^{51}Cr)标记血小板以判定血小板生存时间偏短。

(5)血小板相关抗体测定常采用放免法或酶联法测定血小板表面 PAIgG、PAIgA、PAIgM、人血小板相关补体 3 的量,以 PAIgG 意义最大。正常人 1×10^6 个血小板表面有 PAIgG $1\sim11$ ng,而特发性血小板减少性紫癜患者血小板表面 PAIgG 为正常的 $4\sim13$ 倍。亦有报道用流式细胞仪检测血小板表面 PAIgG。

(6)应用流式细胞术检测显示网织血小板百分比升高并计算绝对值,以及血小板活化标志物如抗血小板膜表面糖蛋白 GPⅡb/Ⅲa、人血小板相关补体 1、CD62P 的表达增加。以特异性单抗(如抗 GPⅡb/Ⅲa)、抗 CD62P 等进行 MAIPA 检测血小板相关抗体,也有较高的阳性率。

(二)治疗

(1)避免外伤、控制感染,禁行不必要的手术及穿刺操作。

(2)血小板<20×10^9/L,出血倾向明显或急性特发性血小板减少性紫癜,可选用如下治疗。①血小板输注:有条件的医院最好输注单采血小板,每天输入一个供者 $2\,000\sim3\,000$ mL 血液中的血小板,连续 3 天。②肾上腺皮质激素静脉滴注:每天可给地塞米松 $10\sim20$ mg 或氢化可的松 $300\sim400$ mg,出血减轻后改为口服泼尼松,用法见后。③静脉滴注 IgG:每天 $50\sim400$ mg/kg,连用 5 天为一疗程,可减轻血小板的破坏,一般于用药第 2 天就会使血小板开始回升。也常用于患者需要手术或分娩者,以尽快升高血小板。④血浆置换:适用于上述疗法无效者,宜一次性置换出患者血浆 $2\,000\sim3\,000$ mL,以将血小板抗体移出,再补充相应数量的正常新鲜血浆。所用血浆必须新鲜(含有正常量血小板),否则会使血小板暂时进一步降低。

(3)慢性特发性血小板减少性紫癜治疗:①肾上腺糖皮质激素为首选治疗,常用泼尼松 $1\sim2$ mg/kg,每天分 3 次服用。一般应用 $3\sim4$ 周,待血小板正常或接近正常后逐渐减量,至 20 mg/d 时,每 $1\sim2$ 周最多减 5 mg,直至用最小剂量使血小板的计数达到安全水平,再维持 $3\sim6$ 个月或更久。②免疫抑制剂:用肾上腺糖皮质激素 1 个月后无效者可试用。常选下列中的一种:长春新碱 $1\sim2$ mg,每周 1 次静脉滴注,溶于 500 mL 生理盐水或 5% 葡萄糖中持续滴注 8 小时。$4\sim6$ 周为一个疗程。滴注过程中,用黑布遮盖药液,以免药物遇光破坏;环磷酰胺 100 mg，每天口服或 100～200 mg 隔天静脉滴注，连用 3 次，如无效可考虑停药；硫唑嘌呤或巯基嘌呤，每天 100～150 mg 分服；环孢素 A 近年来多用作免疫抑制治疗，用法为 5～6 mg/(kg·d)，一般与糖皮质激素合用，如用上述剂量 2 周后无效可增加剂量至 10 mg/(kg·d)，用此剂量 4 周仍无效则停药；霉酚酸酯是一种新型的免疫抑制剂，近来有人将此药用于糖皮质激素、达那唑、IgG 治疗无效的特发性血小板减少性紫癜，口服 1.5～2 g/d，至少连续口服 12 周，有效率达 60％左右，有效者继续服用，无效者 12 周后停服。③脾切除或脾栓塞：若药物治疗 6 个月以上无效，或每天需用泼尼松 15 mg 以上的剂量才能控制出血者；严重出血经积极治疗仍无法控制者；有条件用放射性核素标记血小板，检查血小板破坏场所判定脾功能亢进者应考虑做脾切除或脾栓塞，手术前 1 周以糖皮质激素控制出血，术后渐减量而停药。急性出血期手术必须加强术前措施。脾切除后仍复发者，可用激素及免疫抑制剂。④生物治疗：嵌合型抗 CD20 单抗，能够特异性地结合并溶解 CD 20$^+$B 细胞，从而妨碍自身抗体产生，已广泛用于 B 细胞淋巴瘤的治疗。最近亦有用于治疗慢性难治性特发性血小板减少性紫癜的报道。375 mg/m^2 静脉注射，每周 1 次，连用 4 次为一疗程，如有变态反应，应用肾上腺素、激素及抗组胺等药物处理。⑤蛋白 A 免疫吸附：将患者的血浆经过葡萄球菌蛋白 A 柱过滤，祛除血浆中的 IgG 或含 IgG 的免疫复合物后，再回输给患者的一种治疗方法，短期治疗效果显著，仅适宜特发性血小板减少性紫癜患者的紧急治疗。⑥幽门螺杆菌或病毒感染的治疗：特发性血小板减少性紫癜的发病机制至今尚未阐明，但部分患者的发病与感染有关。除了病毒感染，近年来特别对幽门螺杆菌的感染有较多的研究。文献报道，40％的特发性血小板减少性紫癜患者有幽门螺杆菌的感染。有报道幽门螺杆菌感染治疗后对特发性血小板减少性紫癜的有效率为 43％～63％。人类免疫缺陷病毒及丙型肝炎：两者均可致特发性血小板减少性紫癜，多数患者经抗病毒治疗后特发性血小板减少性紫癜改善。⑦造血干细胞移植：对于经各种常规治疗无效并伴有血小板及骨髓巨核细胞严重减少致出血症状显著的特发性血小板减少性紫癜患者可考虑造血干细胞移植。⑧抗雌激素：雌激素可抑制血小板的生成，增强单核-巨噬细胞对血小板的破坏能力，拮抗雌激素治疗对部分难治特发性血小板减少性紫癜有效。可选用达那唑，一般用 200 mg，3～4 次/天口服，与泼尼松合用，因此药起效缓慢，至少要服 6 个月，其有效率为 26％～62％，有效后还要以 50～200 mg/d 维持 10 个月，应注意监测肝功能；他莫昔芬，一种非甾体的雌激素受体竞争抑制剂，剂量为 10 mg，3 次/天，口服，至少要服药 3 个月才能决定是否有效。约 50％

患者有效,疗效稳定,不良反应不明显。⑨其他治疗:维生素 C 2～3 g,每天 1 次顿服或 3～5 g 静脉滴注;氨肽素 1 g 口服,每天 3 次,常用于门诊轻症患者。

三、血栓性血小板减少性紫癜

血栓性血小板减少性紫癜(thrombotic thrombocytopenic purpura,TTP)为一种罕见的微血管血栓-出血综合征,其主要特征有发热、血小板减少性紫癜、微血管病性溶血性贫血、中枢神经系统异常和肾脏受累等,称为五联征,病情多数凶险。本病由莫斯科维茨于 1924 年首先报告。临床上常根据有无诱因分为特发性和继发性。前者诱因不明,病情易反复发作,后者常继发于妊娠、感染或免疫性疾病等。最近研究证明 TTP 的发病与患者血管性血友病因子裂解蛋白酶缺乏或活性降低有关。

(一)诊断

1.临床表现

TTP 可发生于任何年龄,大多数为 15～50 岁,女性多见。起病往往急骤,典型病例的表现主要有下列五联征。

(1)血小板减少引起出血:以皮肤、黏膜出血为主,表现为瘀点、瘀斑或紫癜、鼻出血、泌尿生殖道和胃肠道出血,严重者可发生颅内出血。

(2)微血管病性溶血性贫血:主要由于血流经过病变血管时,红细胞受到机械性损伤而破碎。约 1/2 病例出现黄疸、尿色深,20% 有肝大、脾大,少数情况下有雷诺现象。

(3)神经精神症状:表现为意识紊乱,30% 有头痛、失语、惊厥、视力障碍、精神错乱、谵妄及昏迷等,有时有偏瘫。以一过性、反复性和多变性为特征。

(4)肾脏损害:可出现蛋白尿、镜下血尿和管型尿,40%～80% 有轻度氮质血症、肌酐清除率下降,严重者发生肾衰竭。

(5)发热:原因不明,不同病期均可发热,热型不一,常达 38～40.5 ℃。

临床上主要根据上述五联征做出临床诊断,但同时具备 5 种症状者仅占 40%,具备上述前 3 种症状者占 75%,因此还需结合实验室检查和血管性血友病因子裂解蛋白酶活性分析做出明确诊断。

2.实验室检查

(1)血象:正细胞、正色素性贫血,95% 患者血涂片可见变形红细胞及碎片(破碎红细胞,正常值＜0.5%),网织红细胞明显升高。

(2)骨髓象:红细胞系统显著增生,巨核细胞数正常或增多,呈成熟障碍。

(3)出、凝血及溶血检查:出血时间延长、血块退缩不佳,凝血酶原时间可延长。血清非结合胆红素升高,游离血红蛋白增高,结合珠蛋白下降及检出血红蛋白尿,提示血管内溶血。

(4)血管性血友病因子裂解蛋白酶活性分析:有条件可检测血浆中血管性血友病因子裂解蛋白酶活性,有助于诊断。TTP患者血管性血友病因子裂解蛋白酶活性明显降低($\leqslant 5\%$)。

(二)治疗

由于TTP病情凶险,诊断明确或高度怀疑本病时应尽快治疗。

1.血浆置换

目前为TTP首选的治疗方法。血浆置换量每天置换1.5个血浆容量(约45 mL/kg),第3天开始减为1个血浆容量。无条件进行血浆置换时可采用输注新鲜血浆治疗。

2.免疫抑制剂(用于继发于免疫因素者)

(1)肾上腺糖皮质激素:推荐甲泼尼龙,0.75 mg/kg静脉注射,或泼尼松1 mg/kg口服,每12小时1次。

(2)长春新碱:1.4 mg/m²,第1天、第4天、第7天、第11天静脉注射1~2 mg,每周1次,4~6周为一疗程。

3.其他治疗

(1)抗血小板聚集药:可选用拜阿司匹林和双嘧达莫。

(2)嵌合型抗CD20单抗:用于继发于免疫因素者。

(3)基因治疗:最近已经克隆了血管性血友病因子裂解蛋白酶基因,并获得了血管性血友病因子裂解蛋白酶重组蛋白,有望成为TTP有效的治疗措施。

第四节　原发性血小板增多症

原发性血小板增多症是骨髓增生性疾病的一种,其特征是外周血血小板及骨髓巨核细胞持续明显增多。本病与慢性粒细胞白血病、真性红细胞增多症和骨髓纤维化合称为骨髓增生性疾病。它们之间可以相互转化或合并存在。

一、诊断

(一)临床表现

发病年龄以 40 岁以上多见。临床表现轻重不一,轻者仅有头痛、头昏、乏力,重者可有出血及血栓形成。出血常为自发性,以胃肠道出血最多见,也可见鼻出血,牙龈出血,皮肤瘀点、瘀斑等。约 1/3 患者有血栓形成,发生部位不一。常因有肢端病变而发生缺血、发绀和坏疽,以及一过性脑缺血。也有肠系膜血管血栓形成栓塞、脾梗死及肺栓塞。大约 80% 的患者有轻至中度的脾大,肝大者相对较少。

(二)实验室检查

1.血常规

血小板计数多在 $(1\,000\sim3\,000)\times10^9$/L,少数可以更高。血涂片上血小板聚集成堆,可见巨大血小板或畸形血小板或巨核细胞碎片。80% 以上的患者白细胞计数增高,以中性分叶核为主,可出现少数中幼和晚幼粒细胞,少数患者有嗜酸性粒细胞和嗜碱性粒细胞增多。红细胞数可增多、正常或减少。

2.骨髓象

增生明显活跃。巨核细胞的增生尤为显著,90% 以上患者为 $(50\sim200)/(1.5\times3.0)\,cm^2$,各阶段巨核细胞均有增多,成熟型更多,巨核细胞胞体大,胞质丰富,形态异常。长期出血者细胞外铁阴性。

3.凝血功能检查

出血时间延长,血块收缩不良,可有凝血酶原时间延长,凝血活酶生成障碍。血小板黏附功能及肾上腺素和二磷酸腺苷诱导的聚集功能均降低。

4.染色体

多为正常核型。少数患者可出现超二倍体、亚二倍体、也见 5q-综合征、21 号染色体长臂大小不一等。近年来有报道个别患者出现 Ph 染色体或 *bcr/abl* 基因呈阳性。

5.其他

大部分患者有血钾增高,血清尿酸、乳酸脱氢酶及维生素 B_{12} 增高也较常见。

二、鉴别诊断

本病应与其他骨髓增生性疾病及继发性血小板增多症相鉴别。后者常见于脾切除后、脾萎缩、急慢性失血、溶血性贫血、外伤及手术后。慢性感染、类风湿性关节炎、风湿病、坏死性肉芽肿、溃疡性结肠炎、恶性肿瘤、分娩等也可引起血小板计数明显增多。

三、治疗

(一)化疗药物

1.羟基脲

每天每千克体重 15～30 mg，口服，90％患者在 2～6 周之内血小板数可下降至 $600×10^9/L$ 以下。本药不良反应较小。

2.白消安

每天 4～8 mg，口服。待血小板数减少 50％后，药量减少一半，血小板数接近正常时停药或改用维持量。注意用药期间密切观察血象。此外，苯丁酸氮芥、美法仑或三尖杉酯碱也可选用。

(二)放射性核素磷(^{32}P)

首次剂量 74～111 MBq，口服或静脉滴注，必要时 3 个月后可重复给药 1 次。

(三)血小板分离术

常用于急性胃肠道大出血的老年患者、分娩或手术前以及骨髓抑制性药物不能奏效时，可迅速降低血小板数。

(四)干扰素

α-干扰素 300 万单位，皮下注射，隔天 1 次。连用 3～6 个月。

(五)抗血小板聚集药物

指征：①血小板数＞$1\,000×10^9/L$；②有血栓栓塞症状；③血小板自然聚集率升高；④长期卧床伴动脉硬化。常用药物拜阿司匹林每天 75～100 mg，口服，加双嘧达莫每天 75～150 mg，口服。也可选用噻氯匹定。

(六)阿那格雷

阿那格雷是最近国外被批准应用于临床的有效药物。它可通过干扰血小板生成素受体的信号传导使巨核细胞增殖减少并使血小板凋亡增加，而对红系、粒系无影响。剂量为 1 mg，每天 2 次（最大量 2.5 mg，每天 2 次）；用药后 7～10 天，血小板开始下降。孕妇慎用；对有出血倾向者应避免同时应用抗血小板聚集药物。

第八章

感染性疾病

第一节　传染性单核细胞增多症

传染性单核细胞增多症是由 EB 病毒(Epstein-Barr virus,EBV)所致的急性自限性传染病,预后良好。EBV 为疱疹病毒属,核心为双股 DNA,主要感染 B 淋巴细胞。EBV 进入口腔后,感染咽部上皮细胞及 B 淋巴细胞,进行复制后侵入血液循环致病毒血症,而后累及各组织器的网状细胞,主要病理特征是淋巴网状组织的良性增生。本病以秋冬多发,多见于儿童和青壮年,以 16～30 岁的青年患者居多,35 岁以上则很少见。本症可能通过直接接触和飞沫传染,临床以不规则发热、咽峡炎、淋巴结肿大及脾大为特征,伴血液中淋巴细胞增多,并有异型淋巴细胞;血清嗜异性抗体及 EBV 抗体阳性。

一、诊断

(一)临床表现

潜伏期为 5～15 天,一般为 9～11 天。起病急缓不一。病程多为 1～3 周,少数可迁延数月。

1.发热

多在 38～40 ℃,热型不定,热程自数天至数周,甚至数月。可伴有寒战和多汗。中毒症状多不严重。

2.淋巴结肿大

见于 70% 的患者,以颈部淋巴结肿大最为常见,腋下及腹股沟部次之,为本病特征。

3.咽痛

扁桃体充血、肿大,部分患者扁桃体上有灰白色假膜。齿龈也可肿胀或有溃疡。喉和气管的水肿和阻塞少见。

4.肝大、脾大

仅10%患者出现肝大,肝功能异常者则可达2/3。少数患者可出现黄疸,但转为慢性和出现肝衰竭少见。50%以上患者有轻度脾大,偶可发生脾破裂。

5.皮疹

部分病例在病程1~2周出现多形性皮疹,为淡红色斑丘疹,亦可有麻疹样、猩红热样、荨麻疹样皮疹,多见于躯干部,1周内隐退,无脱屑。

6.神经系统症状

见于少数严重的病例,可表现为无菌性脑膜炎、脑炎及周围神经根炎等。90%以上可恢复。

(二)实验室及其他检查

1.血象

白细胞总数正常或稍增多,最高可达$(30\sim50)\times10^9/L$。单个核细胞(淋巴细胞、单核细胞及异型淋巴细胞)可达60%以上,其中异型淋巴细胞可在10%以上。

2.血清学检查

(1)嗜异性凝集试验:患者血清中含有IgM嗜异性凝集抗体,可和绵羊红细胞受体凝集,滴度>1:32为阳性;急性和恢复期双份血清滴度上升>4倍诊断意义更大。

(2)抗EBV抗体:病后体内可产生衣壳抗体(抗VCA)、抗膜抗体(抗MA)、早期抗体(抗EA)和补体结合抗体等。①特异性抗VCA-IgM:出现早、持续3~6个月,其出现表示近期感染,或疾病持续活动;滴度≥1:80为阳性。②早期抗EA-IgG:出现早、但持续时间短,效价>1:20示近期感染,可作为早期诊断方法。

3.其他检查

肝功能多异常,骨髓检查可排除血液病,有神经系统损害可检查脑脊液。

二、鉴别诊断

本病需与咽峡炎、扁桃体炎、结核性淋巴结炎、伤寒、斑疹伤寒、肝炎和淋巴细胞白血病等相鉴别。

三、治疗

本病无特异性治疗,以对症治疗为主,患者大多能自愈。

(一)对症治疗

(1)急性期:卧床休息。注意口腔卫生。

(2)淋巴结肿痛可局部冷敷。

(3)出现黄疸时,可参照病毒性肝炎治疗。

(4)继发细菌感染:可选用青霉G、红霉素等抗生素,有人认为使用甲硝唑或克林霉素也有一定效果。

(5)肾上腺皮质激素:用于重症患者,如咽部、喉头有严重水肿,一般病例不宜采用。可用泼尼松每天 0~60 mg,可根据病情酌减,疗程 6 天。

(二)抗病毒药物

如阿糖腺苷、碘苷等可能对本病有效。

(三)注意特殊情况及处理

脾大者应注意防止脾破裂,检查时不宜用力过猛。

第二节 败 血 症

败血症是指病原菌侵入血流生长繁殖并产生大量毒素和代谢产物激活并释放炎症介质而引起的一系列连锁病理-生理反应,导致全身多脏器的功能紊乱和衰竭的临床综合征。主要临床表现为突发寒战,高热,心动过速,呼吸急促,皮疹,肝大、脾大及白细胞计数升高。细菌栓子随血流可形成迁徙性病灶,如全身多处脓肿形成,称为脓毒血症。菌血症是指细菌在血流中短暂出现,无明显临床症状。

一、诊断

(一)临床特点

1.原发性感染病灶

细菌常由原发性感染病灶侵入血液引起败血症。原发性感染病病灶有皮肤化脓性感染,如毛囊炎、疖、痈或脓肿等;烧伤;内脏炎性病灶:呼吸道、泌尿道、胆道、肠道和生殖系统感染等。亦可由插管、诊疗器械等引起黏膜损伤所致的感染。其他感染灶尚有开放性创伤、化脓性腹膜炎、中耳炎、鼻窦炎及脓胸等。

2.临床表现

(1)毒血症症状:骤发寒战、高热、全身不适、头痛、烦躁不安、脉速、气急、出汗、恶心、呕吐、腹痛及腹泻等,严重患者可出现感染性休克、中毒性脑病、心肌炎、肝炎等。

(2)皮疹:可出现瘀点,数量不多,分布在躯干、四肢皮肤,口腔黏膜及眼结膜。金黄色葡萄球菌败血症可见荨麻疹、猩红热样皮疹和脓疱疹等。铜绿假单胞菌败血症可见坏死性皮疹。

(3)关节症状:有大关节疼痛、红肿及活动受限,多由金黄色葡萄球菌、肺炎链球菌、溶血性链球菌及产碱杆菌引起。

(4)肝大、脾大。

(5)迁徙性病灶,为细菌栓子栓塞于身体各组织器官所致,多见于病程较长的化脓性革兰氏阳性菌感染,尤其是金黄色葡萄球菌及厌氧菌败血症更易发生。常见的迁徙性病灶有皮下脓肿、肺脓肿、脑脓肿、骨髓炎、关节炎及心包炎等。

(二)实验室检查

1.血常规

外周血白细胞计数一般在$(10 \sim 30) \times 10^9$/L,中性粒细胞亦明显升高,有核左移现象。部分败血症患者,白细胞计数可正常或降低。

2.病原学检查

血培养对确诊本病及确定病原,做药敏试验选择有效的抗生素,有十分重要的意义。血培养应在治疗前,在寒战、高热时取血做培养,并应多次取血培养及抽取足量的血(一般需 10 mL)送检。骨髓培养较血培养阳性率更高。亦可取病灶分泌物和排泄物。如脓液、痰、尿、粪、胸腔积液及腹水等培养病原菌。

3.其他检查

可根据患者情况,做肝、肾功能检查。疑有弥散性血管内凝血者,应做血小板计数、凝血酶原时间、纤维蛋白原及血纤维蛋白降解产物测定。

凡急性发热患者,白细胞总数及中性粒细胞明显增高,而又无某一组织器官急性感染表现者;或有某一组织器官感染如胆道、泌尿道、肠道感染等,但全身毒血症重,不能由局部感染解释者;或不同组织器官发生多发性脓肿,应考虑本病。尤其是有免疫防御功能低下,如应用免疫抑制剂、肝硬化、慢性肾病,糖尿病、肿瘤等患者,更易发生败血症,应进一步做血培养。

(三)诊断标准

在临床上,对败血症及其相关病症的诊断主要是基于患者的临床表现。

1.败血症的诊断

具有对各种严重感染做出广泛的炎症反应性临床损害的表现,再具有下面的两条或两条以上。

(1)体温>38 ℃或<36 ℃。

(2)心跳>90 次/分。

(3)呼吸>20 次/分或 PCO_2<4.3 kPa(32 mmHg)。

(4)白细胞计数>$12×10^9$/L 或<$4×10^9$/mL,或不成熟白细胞计数>10%。严重败血症:败血症伴随器官功能不全、低血压、低灌注(可伴或不伴低灌注和灌注异常)、乳酸中毒、少尿或精神状态急性改变。

根据典型的临床表现,查找到原发感染病灶,结合实验室检查可予以诊断。

2.原发性感染病灶的查找

细菌常由原发性感染病灶侵入血液引起败血症,发现原发感染灶对诊断败血症及初步确定为哪类细菌感染,常有重要意义。原发性感染灶有皮肤化脓性感染,如毛囊炎、疖、痈或脓肿等;烧伤;内脏炎性病灶;呼吸道、泌尿道、胆道、肠道和生殖系统感染等;亦可由插管、诊疗器械等引起黏膜损伤所致的感染;其他感染灶尚有开放性创伤、化脓性腹膜炎、中耳炎、鼻窦炎及脓胸等。

二、鉴别诊断

(一)流行性脑脊髓膜炎

亦可有寒战、高热、皮肤有瘀点及瘀斑,血白细胞及中性粒细胞计数明显升高。但本病多发生于冬、春季,可有脑膜刺激征,脑脊液呈化脓性改变,瘀点及脑脊液涂片和培养及血培养有革兰氏阴性双球菌和脑膜炎奈瑟菌。

(二)伤寒

有发热、毒血症、脾大及白细胞计数降低,易和革兰氏阴性杆菌败血症混淆。但伤寒起病缓慢,有相对缓脉、无欲貌,血培养有伤寒杆沙门菌及肥达反应可以鉴别。

(三)疟疾

可有骤起寒战、高热、脾大等与败血症相似。但疟疾患者毒血症症状不明显,上述寒战、高热呈间歇性及周期性,血涂片可见疟原虫。

(四)粟粒性结核

可有高热、毒血症、脾大等表现,类似败血症。但患者可有结核病史及家族史,有不规则高热、盗汗、消瘦、气促、咳嗽等,X线片两肺可见粟粒状阴影。

(五)变应性亚败血症

可有发热、皮疹、关节痛、脾大及白细胞总数增高,临床酷似败血症。但毒血症不明显,血培养阴性,各种抗生素治疗无效,但对肾上腺皮质激素治疗有明显疗效。

(六)恶性组织细胞病

有不规则发热、脾大及白细胞计数减少,与革兰氏阴性杆菌败血症相似。但本病患者有消瘦、衰竭症状及出血倾向,除有白细胞计数减少外,尚有贫血及血小板计数减少,骨髓及淋巴结涂片可见异常组织细胞。

此外,革兰氏阳性菌败血症和革兰氏阴性菌败血症的鉴别有重要意义,因两者的抗菌治疗不同,它们之间的鉴别如表 8-1 所示。

表 8-1 革兰氏阳性及阴性菌败血症的鉴别

鉴别点	革兰氏阳性菌败血症	革兰氏阴性菌败血症
原发感染灶	皮肤感染、呼吸道感染、骨髓炎、中耳炎等	泌尿道感染、胆道感染、肠道感染、腹腔感染等
热型	多为稽留热	多为弛张热或双峰热
皮疹	多见。多为荨麻疹、脓疱疹、猩红热样皮疹等	少见
感染性休克	少见	多见
迁徙性病灶	多见	少见
白细胞总数	增高	可增高,但亦可正常或降低
鲎试验	多为阴性	常为阳性
血培养	革兰氏阳性菌	革兰氏阴性菌

三、治疗

(一)一般治疗和对症治疗

应卧床休息,给予足够营养和维生素,保持水、电解质和酸碱平衡,加强支持疗法,可输新鲜血、血浆和清蛋白。有严重毒血症症状者,在足量、有效抗生素治疗下,短期(3～5 天)应用氢化可的松每天 200～300 mg 或地塞米松每天 10～15 mg。有感染性休克者可按感染性休克治疗。

(二)抗感染治疗

及时、正确选用抗生素是治疗败血症的关键。血培养已获得病原菌者,可做药敏试验选用有效的抗生素。如未获病原菌结果者,可根据患者年龄、原发病性质、免疫缺陷情况及可能入侵的途径,推断可能为何种病原菌。如病原不明的败血症,可选用一种广谱青霉素(如哌拉西林钠、氨苄西林)或头孢菌素,再加一种氨基糖苷类抗生素(如阿米卡星或庆大霉素)。开始时剂量应大,宜静脉注射或静脉滴注,每6~12小时1次。疗程应持续3周以上或退热后7~10天。如有迁徙性病灶则疗程应适当延长。

(三)清除感染病灶

对原发性或迁徙性感染病灶应予以清除。对化脓性病灶或脓肿应穿刺抽脓及局部注射抗生素或切开引流。对泌尿道或胆道感染伴有梗阻者,应手术治疗去除梗阻。

第三节 脊髓灰质炎

脊髓灰质炎是由脊髓灰质炎病毒引起的急性传染病。多发生在<5岁的小儿,尤其是婴幼儿,故亦称为小儿麻痹症。本病一年四季均可发生,以夏秋季多见,一般以散发为多,带毒粪便污染水源可引起暴发流行。人是脊髓灰质炎病毒的唯一自然宿主,隐性感染(占99%以上)和轻症瘫痪型患者是本病的主要传染源,病毒经粪便及咽部分泌物传播,侵犯脊髓前角运动神经元,造成弛缓性肌肉麻痹,病情轻重不一,轻者无瘫痪出现,严重者累及生命中枢而死亡。大部分病例可治愈,仅小部分留下瘫痪后遗症。该病毒可分为3型,型间很少有交叉免疫,故患过一次脊髓灰质炎后还可再患。临床以发热、上呼吸道症状、肢体疼痛,少数病例出现肢体弛缓性瘫痪为特征,严重者可引起呼吸衰竭而死亡。自从口服脊髓灰质炎减毒活疫苗投入使用后,发病率明显降低。

一、诊断

(一)流行病学

夏秋季节,本地区有流行,具有确切接触史,有助于早期诊断。

(二)临床表现

潜伏期为 3～35 天,一般为 7～14 天。按症状轻重及有无瘫痪可分为隐性感染、顿挫型、无瘫痪型及瘫痪型。瘫痪型的病程大致分为前驱期、瘫痪前期、瘫痪期、恢复期及后遗症期。

1.前驱期

主要症状为发热、食欲缺乏、多汗、烦躁和全身感觉过敏;亦可见恶心、呕吐、头痛、咽喉痛、便秘、弥漫性腹痛、鼻炎、咳嗽及腹泻等,持续 1～4 天。若病情不发展,即为顿挫型。

2.瘫痪前期

前驱期症状消失后 1～6 天,体温再次上升,头痛、恶心、呕吐严重,皮肤发红、有短暂膀胱括约肌障碍,颈后肌群、躯干及肢体强直灼痛,常有便秘。体检可见:①三脚架征,即患者坐起时需用两手后撑在床上如三脚架,以支持体位;②吻膝试验阳性,即患者坐起、弯颈时唇不能接触膝部;③出现头下垂征,即将手置患者肩下,抬起其躯干时,正常者头与躯干平行,而患者出现头向下垂。如病情到此为止,3～5 天后热退,即为无瘫痪型,如病情继续发展,则常在瘫痪前 12～24 小时出现腱反射改变,最初是浅反射、以后是深腱反射抑制,因此早期发现反射改变有重要临床诊断价值。

3.瘫痪期

自瘫痪前期的第 3 天、第 4 天开始,大多在体温开始下降时出现瘫痪,并逐渐加重,当体温退至正常后,瘫痪停止发展,无感觉障碍。可分以下几型。

(1)脊髓型:此型最为常见。表现为弛缓性瘫痪,不对称,腱反射消失,肌张力减退,下肢及大肌群较上肢及小肌群更易受累,但也可仅出现单一肌群受累或四肢均有瘫痪,如累及颈背肌、膈肌、肋间肌时,则出现竖头及坐起困难、呼吸运动障碍、矛盾呼吸等表现。

(2)脑干型:病变主要在延髓及脑桥,可有脑神经麻痹,呼吸中枢麻痹,血管运动中枢麻痹等,并出现相应症状。

(3)脑型:此型少见;表现为高热、烦躁不安、惊厥或嗜睡昏迷,有上运动神经元痉挛性瘫痪表现。病情十分凶险,预后恶劣。

4.恢复期

一般恢复顺序是先四肢远端小肌群,后近端大肌群,肌腱反射随之出现,开始恢复较快,6 个月后减慢,多数在 1 年内恢复。

5.后遗症期

某些神经细胞损伤严重,相应肌群功能不能恢复,就会长期瘫痪,肌肉随之萎缩,肢体出现畸形如脊柱侧弯,足马蹄内翻或外翻,手下垂等。

(三)实验室检查

1.血常规

白细胞计数多在正常范围,少数患者白细胞及中性粒细胞计数轻度增多。

2.脑脊液

瘫痪前期即有异常改变,压力升高、白细胞计数轻度增多到$(0.02\sim0.2)\times10^9/L$,单核细胞为主,蛋白轻度增加,糖和氯化物含量正常。涂片和培养无细菌生长。

3.血清免疫学

既往多用补体结合试验,抗体滴度 4 倍升高可诊断。现正在建立能检测IgM 抗体的早期诊断方法。

4.病毒分离

起病 1 周内可从咽部及粪便内分离出病毒,可用咽拭子及肛门拭子采集标本并保存于含有抗生素的 Hank 液内,多次送检可增加阳性率。

二、鉴别诊断

瘫痪前期应与其他病毒性脑膜炎、结核性脑膜炎患者进行鉴别;瘫痪出现之后应与感染性多发性神经根炎、其他肠道病毒引起的瘫痪及家族性周期性瘫痪等患者进行鉴别。

三、治疗

尚无特效病原治疗,重点在于预防瘫痪的发生、发展及促进瘫痪肌肉的恢复。处理原则是减轻恐惧,减少骨骼畸形,预防及处理并发症。

(一)前驱期及瘫痪前期

1.卧床休息

患者卧床持续至热退 1 周,以后避免体力活动至少 2 周。卧床时使用踏脚板使脚和小腿有一正确角度,以利于功能恢复。

2.对症治疗

可使用退热镇痛剂、镇静剂缓解全身肌肉痉挛不适和疼痛;每 2~4 小时热敷 1 次,每次 15~30 分钟;热水浴亦有良效,特别对年幼儿童,与镇痛药合用有协同作用；轻微被动运动可避免畸形发生。肌肉疼痛严重者可用止痛剂如拜阿司匹林每次 0.3～0.6 g，或小量肾上腺皮质激素如泼尼松 5 mg，每天 3～4 次，以减轻疼痛。

（二）瘫痪后的治疗

（1）正确的姿势：应将瘫痪肢体置于功能位置，如下肢瘫痪时，应使膝关节轻度弯曲，髁关节置于 90°位置；上肢瘫痪时，肩头节应轻度外展，肘关节呈 90°，腕关节轻度背屈，手握一个纱布团，避免关节畸形的发生。应给予营养丰富的饮食和大量水分，如因环境温度过高或热敷引起出汗，则应补充钠盐。厌食时可用胃管保证食物和水分摄入。

（2）适当的营养。

（3）药物治疗：可以应用一些对神经细胞有益的药物，如地巴唑 10～20 mg，每天 1 次连用 10 天；加兰他敏 2.5～5 mg，肌内注射每天 1 次，20～40 天为一疗程；新斯的明 0.5～1 mg，每天皮下注射 1 次，连用 7～10 天。以上药物有助于增强神经细胞的传导功能。同时还可用维生素 B_1 100 mg 及维生素 B_{12} 500～1 000 mg 肌内注射，每天 1 次，连用 1 个月，有助于促进神经细胞的代谢功能。

（4）延髓型瘫痪的治疗：需要保持呼吸道通畅，采用低头位（床脚抬高成 20°～25°）以免唾液、食物、呕吐物等吸入，最初数天避免胃管喂养，使用静脉途径补充营养；每天测血压 2 次，如有高血压脑病，应及时处理；声带麻痹、呼吸肌瘫痪者，需行气管切开术，通气受损者，则需机械辅助呼吸。

（三）恢复期的治疗

在瘫痪停止发展后即可对瘫痪肌肉进行按摩和被动活动，未完全瘫痪的肌肉应逐渐增加自主活动，同时可用针灸及理疗。1 年后留有畸形者可酌情采用矫形手术治疗。

第四节　猩　红　热

猩红热是由能产生红疹毒素的 A 组乙型溶血性链球菌引起的急性呼吸道传染病，临床特征为发热、咽峡炎、全身弥漫性鲜红色皮疹和退疹后皮肤脱屑等。

少数患者病后可出现变态反应性心、肾、关节等并发症。

一、诊断

(一)临床特点

1.前驱期

骤起畏寒、发热、咽痛、咽红肿、扁桃体上可见点状或片状分泌物,颌下淋巴结肿大有压痛。

2.发疹期

(1)多数于发病第 2 天出疹(少数早自第 1 天,迟至第 5 天出疹),由颈及上胸迅速蔓延至胸、背、上臂,最后达于前臂及下肢。

(2)一般面部潮红无疹。皮肤弥漫性潮红、充血,其上散布粟粒大小的点状充血性皮疹,加压褪色。皮疹多半为斑疹,偶呈丘疹,与毛囊一致,手感粗糙(鸡皮疹)。重者可有出血疹。热天常见粟粒疹,多有瘙痒。

(3)皮肤皱褶处红疹密集形成皮折红线(巴氏线)。

(4)束臂试验阳性。

(5)口周苍白。

(6)病初舌苔白厚,舌乳头红肿突出,称草莓舌;第 3 天起,舌苔剥脱,出现杨梅舌。

3.恢复期

发热及皮疹持续 4～5 天,退疹后 1 周内开始脱皮,指、趾端靴裂样脱皮是典型临床表现。

4.血象

白细胞总数增加,多数达(1～2)×10^9/L,中性粒细胞达 80% 以上,核左移,胞质中有中毒颗粒。

5.特殊类型

(1)轻型:低热,疹少,病程短。

(2)脓毒型:高热、疹密、咽痛重(有坏死及溃疡),常伴有化脓性中耳炎、乳突炎、鼻窦炎、淋巴结炎、败血症、肺炎等。

(3)中毒型:高热、剧吐、头痛、出血性皮疹,可有心肌炎及周围循环衰竭。

(4)外科型:经创口或产道感染的,潜伏期常只有 1～2 天,局部先出现红疹,由此蔓延到全身,但无咽炎,全身症状大多较轻。

（二）流行病学

病前数天内可有密切接触史，5～15岁儿童多见，冬春多发病。

（三）实验诊断

（1）鼻咽拭子或其他病灶分泌物培养可有A组乙型溶血性链球菌生长。

（2）红疹褪色试验阳性。

（3）红疹毒素试验（狄克试验）阳性。

二、鉴别诊断

（一）药物疹

苯巴比妥、磺胺、拜阿司匹林、奎宁、氨基比林、酚酞、颠茄、阿托品等，偶可致弥漫性红疹，但分布不甚均匀，大都不发热，无咽炎。根据用药史可区别。

（二）麻疹

麻疹与猩红热不同，面部发疹，疹间皮肤正常，颊内黏膜斑及白细胞计数减少为重要区别点。须注意麻疹前驱期可出现猩红热样前驱疹，而猩红热患者的四肢有时可见麻疹样皮疹。

（三）风疹

有时类似猩红热，须注意当时流行情况，耳后及枕部淋巴结肿大，白细胞计数减少及咽拭子培养无溶血性链球菌生长等，以作区别。

（四）痱子

如弥漫散布颈部及躯干、四肢，则类似粟粒状猩红热，但其尖端有微小水疱，且无高热及咽炎，可以区别。

（五）晒斑

柔嫩皮肤经日光直接照射后可弥漫性潮红，有如猩红热，但无全身症状及咽炎。

（六）金黄色葡萄球菌感染

毒素吸收入血，可引起类似猩红热的皮疹，常先见于感染灶局部附近皮肤，然后蔓延全身，也可发生典型的猩红热样皮疹，咽红肿，杨梅舌及疹后膜状脱皮。主要根据感染灶的发现及细菌培养区别。

三、治疗

（一）一般治疗

（1）卧床休息，严格隔离（至有效抗菌治疗24小时为止）。

（2）急性期予流质或半流质饮食，恢复期改半流质饮食或软食。

（3）注意口、咽、鼻、皮肤的清洁。大片脱皮时，应任其自然脱落，不可强行撕剥，以免撕破皮肤引起感染。

（4）高热、头痛、烦躁不安者物理降温，服解热药及镇静药。中毒症状严重者，可给泼尼松。

（5）咽痛：可用温盐水漱口，口含抗菌消炎片，或服用牛黄解毒片。

（6）皮肤瘙痒：可予温水浴或淋浴，或涂布无刺激油类（橄榄油加甘油4∶1），亦可用止痒扑粉。禁用肥皂擦洗。

（7）颌下及颈部淋巴结炎：早期可冷敷，晚期用热敷，化脓软化者切开排脓。

（8）并发肾炎者应按肾炎处理。

（二）抗菌治疗

（1）首选青霉素G，肌内注射，每次40万～80万单位，每天2～3次，疗程6～8天。

（2）青霉素过敏者可用红霉素，儿童每天40 mg/kg，成人1 g，分次服或静脉滴注，疗程10天；或林可霉素20～40 mg/kg，分3～4次服，疗程1周。

（3）必要时亦可用头孢唑啉或头孢拉定。

（4）皮肤链球菌感染者，在注射或口服抗生素的同时，还须用肥皂水洗去皮肤疮痂，清洁创面。皮炎广泛、反复发病者，应肌内注射长效青霉素。

（三）中草药治疗

银翘解毒丸、银翘散加减、土牛膝、板蓝根、蒲公英等均可采用。

第 九 章

急诊科疾病

第一节　心房扑动

心房扑动,简称房扑,是一种大折返的房性心律失常,因其折返环通常占据了心房的大部分区域,故房扑又称为大折返性房速。依其折返环解剖结构及心电图表现不同分为典型房扑(一型)及非典型房扑(二型)。典型房扑围绕三尖瓣环、终末嵴和欧氏嵴呈逆钟向或顺钟向折返;其他已知的确定的房扑类型还包括围绕心房手术切开瘢痕的、心房特发性纤维化区域的、心房内其他解剖结构或功能性传导屏障的大折返,由于引起这些房扑的屏障多变,因此称为非典型房扑。

一、病因

临床所见房扑较房颤为少。阵发性房扑可见于无器质性心脏病患者,而持续性房扑则多伴有器质性心脏病,如风湿性心脏病、冠心病、心肌病等。其他病因尚有房间隔缺损,肺栓塞,二尖瓣、三尖瓣狭窄或关闭不全,慢性心功能不全使心房扩大,涉及心脏的中毒性、代谢性疾病,如甲状腺功能亢进性心脏病、心包炎、酒精中毒等,也可见于胸腔手术后、胸部外伤,甚至子宫内的胎儿亦可发生。少数患者病因不明。儿童持续发作心房扑动增加猝死的可能性。

二、临床表现

临床表现为心悸、胸闷、乏力等症状。有些房扑患者症状较为隐匿,仅表现为活动时乏力。房扑可加重或诱发心力衰竭。

房扑可被看作是一种过渡性异常心电活动,常自行转复为窦性心律或进展为房颤,持续数月乃至数年的房扑十分罕见。房扑引发的系统栓塞少于房颤。

颈动脉窦按摩一般可使房扑时心室率逐步成倍数减慢,但难以转复为窦性心律。一旦停止按摩,心室率即以相反的方式恢复如初。体力活动、增强交感神经张力或减弱副交感神经张力可成倍加快心室率。

体格检查:在颈静脉波中可见快速扑动波,如果扑动波与下传的 QRS 波群关系不变,则第一心音强度亦恒定不变。有时听诊可闻及心房收缩音。

三、心电图表现

典型房扑的心房率通常在 250～350 次/分,基本心电图特征表现为:①完全相同的规则的锯齿形扑动波(F 波)及持续的电活动(扑动波之间无等电位线)。②心室率可规则或不规则。③QRS 波群形态多正常,当出现室内差异性传导或原先合并有束支传导阻滞时,QRS 波群增宽,形态异常。扑动波在 Ⅱ、Ⅲ、aVF 导联或 V₁ 导联中较清楚,按摩颈动脉窦或使用腺苷可暂时减慢心室反应,有助于看清扑动波。逆钟向折返的 F 波心电图特征为 Ⅱ、Ⅲ、aVF 导联呈负向,V₁ 导联呈正向,V₆ 导联呈负向(图 9-1);顺钟向折返的 F 波心电图特征则相反,表现为 Ⅱ、Ⅲ、aVF 导联呈正向,V₁ 导联呈负向,V₆ 导联呈正向。

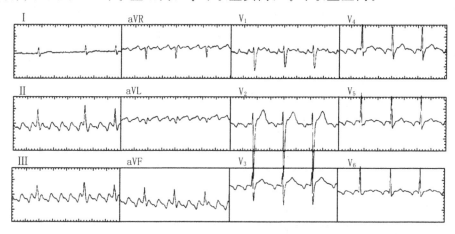

图 9-1 心房扑动

各导联 P 波消失,代之以规则的 F 波,以 Ⅱ、Ⅲ、aVF 和 V₁ 导联最为明显,QRS 波群形态正常,F 波与 QRS 波群的比为 2∶1～4∶1

典型房扑的心室率可以呈以下几种情况。在未经治疗的患者,2∶1 房室传导多见,心室率快而规则,此时心室率为心房率的一半;F 波和 QRS 波群有固定时间关系,通常以 4∶1、6∶1 较为多见,3∶1、5∶1 少见,心室率慢而规则;若房扑持续时心室率明显缓慢(除外药物影响),F 波和 QRS 波群无固定时间关系,心室率慢而规则,表明有完全性房室传导阻滞的存在;F 波和 QRS 波群无固定时间关系,通常以2:1~7:1传导,心室率不规则。儿童、预激综合征患者,偶见于甲状腺功能亢进患者,心房扑动可以呈 1:1 的形式下传心室,造成300 次/分的心室率,从而产生严重症状。由于隐匿性传导的存在,RR 间期可出现长短交替。不纯房扑(或称扑动-颤动)心房率常快于单纯房扑,其 F 波形态及时限亦变化多样。在某些情况下,此种心电图特点提示心房电活动的不一致。例如,一侧心房为颤动样激动,同时另一侧心房可能被相对缓慢且规整的扑动样激动所控制。现已证实,房内传导时间延长是房扑发生的危险因素之一。

如上所述,由于非典型房扑的折返环(不依赖下腔静脉至三尖瓣环之间的峡部)变异性很大,因此非典型房扑的大折返心电图特征存在很大差异,心房率或 F 波形态各不相同。然而,非典型房扑的 F 波频率通常与典型房扑相同,即 250~350 次/分。

四、治疗

(一)同步直流电复律

如果房扑患者有严重的血流动力学障碍或心力衰竭,应立即给予同步直流电复律,所需能量相对较低(50 J)。若电休克引起房颤,可用较高的能量再次进行电休克以求恢复窦性心律,或根据临床情况不予处理。少数患者在恢复窦性心律即刻有发生血栓栓塞的可能。

(二)心房程序调搏

食道调搏或右心房导管快速心房起搏在大多数患者中可有效终止一型房扑或部分二型房扑,恢复窦性心律或转变为伴有较慢心室率的心房颤动,临床症状改善。

(三)药物治疗

可选用胺碘酮、洋地黄、钙通道阻滞剂或 β 受体阻滞剂减慢房扑时的心室率,若心房扑动持续存在,可试用Ⅰa 和Ⅰc 类抗心律失常药物以恢复窦性心律和预防复发。小剂量(200 mg/d)胺碘酮也可预防复发。除非心房扑动时的心室率已被洋地黄、钙通道阻滞剂或 β 受体阻滞剂减慢,否则不应使用Ⅰ类和Ⅲ类抗心律失常药物,因上述药物有抗胆碱作用,且Ⅰ类抗心律失常药物能减慢 F 波频率,使房室传导加快,引起 1:1 传导,使心室率加快。

(四)射频消融

通过导管射频消融阻断三尖瓣环和下腔静脉之间的峡部,造成双向阻滞,对于治疗典型房扑十分有效,长期成功率达 90%～100%,目前已成为典型房扑首选治疗方法。其他类型的房扑消融治疗也很有效,但成功率略低于典型房扑,且各类型房扑消融治疗的成功率不同。

第二节　心房颤动

心房颤动,简称房颤,是指心房无序除极、电活动丧失,产生快速无序的颤动波,导致心房无有效收缩,是最严重的心房电活动紊乱。有学者研究表明,30 岁以上患者 20 年内发生心房颤动的总概率为 2%,60 岁以后发病率显著增加,平均每 10 年发病率增加 1 倍。目前国内房颤的流行病学资料较少,一项对14 个自然人群房颤现状的大规模流行病学调查显示,房颤发生率为 0.77%。在所有房颤患者中,房颤发生率按病因分类,非瓣膜性、瓣膜性和孤立性房颤所占比例分别为 65.2%、12.9%和21.9%。非瓣膜性房颤发生率明显高于瓣膜性房颤和孤立性房颤,其中 1/3 为阵发性房颤,2/3 为持续或永久性房颤。

一、病因和发病机制

房颤的病因与房扑相似。阵发性房颤可见于无器质性心脏病患者,而持续性房颤则多伴有器质性心脏病,如高血压心脏病、风湿性心脏病、冠心病、心肌病等。其他病因尚有房间隔缺损,肺栓塞,二尖瓣、三尖瓣狭窄或关闭不全,慢性心功能不全使心房扩大,涉及心脏的中毒性、代谢性疾病,如甲状腺功能亢进性心脏病、心包炎、酒精中毒等。亦可见于胸腔手术后、胸部外伤,甚至子宫内的胎儿亦可发生。少数患者病因不明,称为特发性房颤。

房颤的发生机制主要涉及两个方面。其一是房颤的触发因素,包括交感神经和副交感神经刺激、心动过缓、房性期前收缩或心动过速、房室旁路和急性心房牵拉等。其二是房颤发生和维持的基质,这是房颤发作和维持的必要条件,以心房有效不应期的缩短和心房扩张为特征的电重构和解剖重构是房颤持续的基质,重构变化可能有利于形成多发折返子波。此外,还与心房某些电生理特性变化有关,包括有效不应期离散度增加、局部阻滞、传导减慢和心肌束的分隔等。

随着对局灶驱动机制、心肌袖、电重构的认识及非药物治疗方法的不断深入,目前认为房颤是多种机制共同作用的结果。①折返机制:包括多发子波折返学说和自旋波折返假说。②触发机制：由于异位局灶自律性增强，通过触发和驱动机制发动和维持房颤，而绝大多数异位兴奋灶（90%以上）在肺静脉内，尤其是左、右上肺静脉。组织学上可看到肺静脉入口处的平滑肌细胞中有横纹肌成分，即心肌细胞呈袖套样延伸到肺静脉内，而且上肺静脉比下肺静脉的袖套样结构更宽、更完善，形成心肌袖。肺静脉内心肌袖是产生异位兴奋的解剖学基础。腔静脉和冠状静脉窦在胚胎发育过程中也可形成肌袖，并有可以诱发房颤的异位兴奋灶存在。异位兴奋灶也可以存在于心房的其他部位，包括界嵴、房室交界区、房间隔、Marshall 韧带和心房游离壁等。③自主神经机制：心房肌的电生理特性不同程度地受自主神经系统的调节，自主神经张力改变在房颤中起着重要作用。部分学者称其为神经源性房颤，并根据发生机制的不同将其分为迷走神经性房颤和交感神经性房颤两类。前者多发生在夜间或餐后，尤其多见于无器质性心脏病的男性患者；后者多见于白昼，多由运动、情绪激动和静脉滴注异丙肾上腺素等诱发。迷走神经性房颤与不应期缩短和不应期离散性增高有关；交感神经性房颤则主要是由于心房肌细胞兴奋性增高、触发激动和微折返环形成。而在器质性心脏病中，心脏生理性的迷走神经优势逐渐丧失，交感神经性房颤更为常见。

二、房颤的分类

临床上常根据病因、起病时间、心室率、自主神经作用、发生机制及部位等对房颤进行分类。然而，到目前为止仍没有一种分类方法能满足所有的要求。目前，临床上常将房颤分为初发房颤、阵发性房颤、持续性房颤、永久性房颤。①初发房颤：首次发现，不论其有无症状和能否自行复律；②阵发性房颤：持续时间<7天，一般<48小时，多为自限性；③持续性房颤：持续时间>7天，常不能自行复律，药物复律的成功率较低，常需电转复；④永久性房颤：复律失败或复律后24小时内又复发的房颤，可以是房颤的首发表现或由反复发作的房颤发展而来，对于持续时间较长、不适合复律或患者不愿意复律的房颤也归于此类。有些房颤患者不能获得准确的房颤病史，尤其是无症状或症状轻微者，常采用新近发生的或新近发现的房颤来命名，新近发生的房颤也可指房颤持续时间<24小时。房颤的一次发作事件是指发作持续时间>30秒。

三、临床表现

房颤是临床上最为常见的心律失常之一。充血性心力衰竭、瓣膜性心脏病、卒中病史、左心房扩大、二尖瓣和主动脉瓣功能异常、经治疗的高血压及高龄是房颤发生的独立危险因素。阵发性房颤可见于器质性心脏病患者,尤其在情绪激动时,或急性酒精中毒、运动、手术后,但更多见于器质性心脏病患者。持续性房颤患者多有心血管疾病,最常见于二尖瓣病变、高血压性心脏病、房间隔缺损、冠心病、肺心病等。新近发生的房颤则应考虑甲状腺功能亢进等代谢性疾病。

心房无序的颤动失去了有效的收缩与舒张,心房泵血功能恶化或丧失,加之房室结对快速心房激动的递减传导,引起心室极不规则的反应。因此,心室率紊乱、心功能受损和心房附壁血栓形成是房颤患者的主要病理生理特点。房颤可有症状,也可无症状,即使对于同一患者也是如此。房颤引起的症状由多种因素决定,包括发作时的心室率、心功能、伴随的疾病、房颤持续时间及患者感知症状的敏感性等,其危害主要有 3 方面:①引起胸闷、心悸、体力下降等症状;②降低心泵功能;③导致系统栓塞等严重并发症。严重时可出现低血压、心绞痛、急性肺水肿、昏厥甚至猝死。

大多数患者有心悸、呼吸困难、胸痛、疲乏、头晕和黑矇等症状,由于心房利钠肽的分泌增多还可引起多尿。部分房颤患者无任何症状,偶然的机会或者出现房颤的严重并发症如卒中、栓塞或心力衰竭时才被发现。有些患者有左心室功能不全的症状,可能继发于房颤时持续的快速心室率。晕厥并不常见,但却是一种严重的并发症,常提示存在窦房结功能障碍及房室传导功能异常、主动脉瓣狭窄、肥厚型心肌病、脑血管疾病或存在房室旁路等。

典型的房颤体征为心律绝对不规则、第一心音强弱不等、脉搏短绌。如果房颤患者心室率突然变得规整,应怀疑它可能转变成窦性心律、房性心动过速、下传比例固定的心房扑动或交界性、室性心动过速。

四、心电图诊断

房颤的心电图特点为:①P 波消失,仅见心房电活动呈振幅不等、形态不一的小的不规则基线波动,称为 f 波,频率为 350~600 次/分;②QRS 波群形态和振幅略有差异,RR 间期绝对不等。其原因在于大量心房冲动由于波振面的冲突而相互抵消,或侵入房室结,使房室结对后来的冲动部分地不起反应,阻滞在房室交界区未下传到心室(即隐匿性传导,导致心室率不规则),此时决定心室反应速率的主要因素是房室结的不应期和最大起搏频率(图 9-2)。

房颤时的心室率取决于房室结的电生理特性、迷走神经和交感神经的张力水平及药物的影响等。在未经治疗的房室传导正常的患者,则伴有不规则的快速心室反应,心室率通常在 100～160 次/分。当患者伴有预激综合征时,房颤的心室反应有时＞300 次/分,可导致心室颤动。如果房颤合并房室传导阻滞,由于房室传导系统发生不同程度的传导障碍,可以出现长 RR 间期。房颤持续过程中,心室节律若快且规则(＞100 次/分),提示交界性或室性心动过速;若慢且规则(30～60 次/分),提示完全性房室传导阻滞。如出现 RR 间期不规则的宽 QRS 波群,常提示存在房室旁路前传或束支阻滞。当 f 波细微、快速而难以辨认时,经食管或心腔内电生理检查将有助诊断。

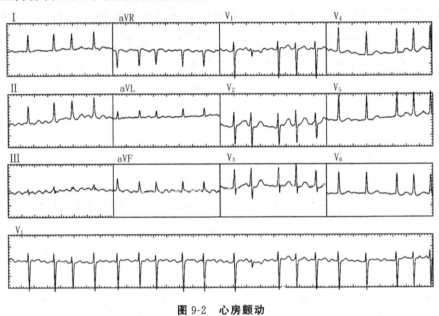

图 9-2　心房颤动

各导联 P 波消失,代之以不规则的 f 波,以 Ⅱ、Ⅲ、aVF 和
V₁ 导联为明显,QRS 波群形态正常,RR 间期绝对不等

五、治疗

房颤患者的治疗目标是减少血栓栓塞和控制症状。后者主要是控制房颤时的心室率和(或)恢复及维持窦性心律。其治疗主要包括以下 5 个方面。

(一)复律治疗

对阵发性、持续性房颤和经选择的慢性房颤患者,转复为窦性心律是所希望的治疗终点。

初发 48 小时内的房颤多推荐应用药物复律,时间更长的则采用电复律。对于房颤伴较快心室率并且症状重、血流动力学不稳定的患者,包括伴有经房室旁路前传的房颤患者,则应尽早或紧急电复律。伴有潜在病因的患者,如甲状腺功能亢进、感染、电解质紊乱等,在病因未纠正前,一般不予复律。

1.药物复律

新近发生的房颤用药物转复为窦性心律的成功率可达 70% 以上,但持续时间较长的房颤复律成功率较低。静脉注射伊布利特复律的速度最快,用 2 mg 可使房颤在 30 分钟内或以后的 30~40 分钟内转复为窦性心律,比静脉注射普鲁卡因胺或索他洛尔的疗效更好。伊布利特的主要不良反应是尖端扭转型室性心动过速,对心动过缓、低钾血症、低镁血症、心室肥厚、心力衰竭者及女性患者应慎用。静脉应用普罗帕酮、普鲁卡因胺和胺碘酮也可复律。胺碘酮复律的速度较慢,虽然控制心室率的效果在给予300~400 mg时已达到,但静脉给药剂量 ≥1 g约需要 24 小时才能复律。对持续时间较短的房颤,Ic 类抗心律失常药物氟卡尼和普罗帕酮在 2.5 小时复律的效果优于胺碘酮,而氟卡尼和普罗帕酮的复律效果无差异。快速静脉应用艾司洛尔对复律房颤有效,而洋地黄制剂对复律无效。

目前最常用于复律的静脉药物有普罗帕酮、胺碘酮和伊布利特。静脉应用抗心律失常药物时应行心电监护。如有心功能不良或器质性心脏病,首选胺碘酮;如心功能正常或无器质性心脏病,可首选普罗帕酮,也可用氟卡尼或索他洛尔。对于症状不明显的房颤患者也可口服抗心律失常药物进行复律。

对新近发生的房颤采用药物复律,需要仔细分析患者的临床情况,对拟用的抗心律失常药物的药理特性要有充分了解。无器质性心脏病的房颤患者静脉应用或口服普罗帕酮是有效和安全的,而对有缺血性心脏病、左室射血分数降低、心力衰竭或严重传导障碍的患者,应该避免应用Ic 类药物。胺碘酮、索他洛尔和新Ⅲ类抗心律失常药物如伊布利特和多非利特,复律是有效的,但有少数患者(1%~4%)可能并发尖端扭转型室性心动过速,因此在住院期间进行复律较为妥当。对房颤电复律失败或早期复发的病例,在择期行电复律前应先应用胺碘酮、索他洛尔等药物以提高房颤复律的成功率。对房颤持续时间≥48 小时或持续时间不明的患者,在复律前后均应常规应用华法林抗凝治疗。

2.直流电复律

(1)体外直流电复律:体外(经胸)直流电复律对房颤转复为窦性心律十分有效和简便,并且只要操作得当则相对安全。主要的适应证是药物复律失败的阵发性或持续性房颤且必须维持窦性心律者,对于心室率快、症状重且有血流动力学恶化倾向的房颤患者常作为一线治疗。起始能量以 150~200 J 为宜,如复律失败,可用更高的能量。电复律必须与 R 波同步。

房颤患者经适当的准备和抗凝治疗,电复律并发症很少,但也可发生包括体循环栓塞、室性期前收缩、非持续性或持续性室性心动过速、窦性心动过缓、低血压、肺水肿及暂时性 ST 段抬高等症状、体征。体外电复律对左心室功能严重损害的患者要十分谨慎,因为有发生肺水肿的可能。体外直流电复律的禁忌证包括洋地黄毒性反应、低钾血症、急性感染性或炎性疾病、未代偿的心力衰竭及未满意控制的甲状腺功能亢进等。恢复窦性心律后可进一步了解窦房结功能状况或房室传导情况。如果患者疑有房室传导阻滞或窦房结功能低下,电复律前应有预防性心室起搏的准备。

(2)心内直流电复律:自 1993 年以来,复律的低能量(<20 J)心内电击技术已用于临床。该技术采用两个表面积大的导管电极,分别置于右心房(负极)和冠状静脉窦(正极)。其中一根电极导管也可置于左肺动脉作为正极,或者因冠状静脉窦插管失败作为替代(正极)。对房颤的各种亚组患者,包括体外直流电复律失败的房颤患者,复律的成功率可达 70%～89%。该技术也可用于对电生理检查或导管消融过程中发生的房颤进行复律,但放电必须与 R 波准确同步。

(3)电复律与药物联合应用:对于反复发作的持续性房颤,约 25% 的患者电复律不能成功,或虽复律成功,但窦性心律仅能维持数个心动周期或数分钟后又转为房颤,另 25% 的患者复律成功后 2 周内复发。若电复律失败,可在应用抗心律失常药物后再次体外电复律,必要时考虑心内电复律。与电复律前给予安慰剂或频率控制药物比较,胺碘酮可提高电复律的成功率,复律后房颤复发的比例也降低。给予地尔硫草、氟卡尼、普鲁卡因胺、普罗帕酮和维拉帕米并不提高复律的成功率,对电复律成功后预防房颤复发的作用也不明确。有研究提示,在电复律前 28 天给予胺碘酮或索他洛尔,两者对房颤自发复律和电复律的成功率效益相同($P=0.98$)。对房颤复律失败或早期复发的病例,推荐在择期复律前给予胺碘酮、索他洛尔。

(4)植入型心房除颤器:心内直流电复律的研究已近 20 年,为了便于重复多次尽早复律,20 世纪90 年代初已研制出一种类似植入型心律转复除颤器的植入型心房除颤器,它能发放低能量(<6 J)电击,以尽早有效地终止房颤,恢复窦性心律,尽可能减少患者的不适感觉。尽管动物实验和早期的临床经验表明,低能量心房内除颤对阵发性房颤、新近发生的房颤或慢性房颤患者都有较好的疗效(75%～80%),能减少房颤负荷和住院次数,但由于该技术为创伤性的治疗方法、费用昂贵,且不能预防复发,因此不推荐常规

使用。

(二)维持窦性心律

无论是阵发性还是持续性房颤,大多数房颤在转复成功后都会复发,因此,通常需要应用抗心律失常药物预防房颤复发以维持窦性心律。常选用Ⅰa、Ⅰc及Ⅲ类(胺碘酮、索他洛尔)抗心律失常药物及导管消融预防复发。

在使用抗心律失常药物前,应注意检查有无心血管疾病和其他相关因素。首次发现的房颤、偶发房颤或可以耐受的阵发性房颤,很少需要预防性用药。β受体阻滞剂对仅在运动时发生的房颤比较有效。

在选择抗心律失常药物进行窦性心律的长期维持治疗时,首先要评估药物的有效性、安全性及耐受性。有研究提示,现有的抗心律失常药物在维持窦性心律中,虽可改善患者的症状,但有效性差,不良反应较多,且不降低总病死率。

在考虑疗效的同时,药物选择还需密切注意和妥善处理以下问题。

1.对脏器的毒性作用

普罗帕酮、氟卡尼、索他洛尔、多非利特、丙吡胺对脏器的毒性作用相对较低,如患者应用胺碘酮治疗,则需注意并尽可能防止胺碘酮对脏器的毒性作用。

2.致心律失常作用

一般说来,在结构正常的心脏,Ⅰc类抗心律失常药物很少诱发室性心律失常。在有器质性心脏病的患者,致心律失常作用的发生率较高,其发生率及类型与所用药物和本身心脏病的类型有关。Ⅰ类抗心律失常药物一般应当避免在心肌缺血、心力衰竭和显著心室肥厚的情况下使用。选择药物的原则如下。

(1)若无器质性心脏病,首选Ⅰc类抗心律失常药物;索他洛尔、多非利特、丙吡胺和阿齐利特可作为第二选择。

(2)若伴高血压,药物的选择与第一条相同。若伴有左心室肥厚,有可能引起尖端扭转型室性心动过速,故胺碘酮可作为第二选择。但对有显著心室肥厚(室间隔厚度≥14 mm)的患者,Ⅰ类抗心律失常药物不适宜使用。

(3)若伴心肌缺血,避免使用Ⅰ类抗心律失常药物。可选择胺碘酮、索他洛尔,也可选择多非利特与β受体阻滞剂合用。

(4)若伴心力衰竭,应慎用抗心律失常药物,必要时可考虑应用胺碘酮,或多非利特,并适当加用β受体阻滞剂。

(5)若合并预激综合征(WPW综合征),应首选对房室旁路行射频消融治疗。

(6)对迷走神经性房颤,丙吡胺具有抗胆碱能活性,疗效肯定;不宜使用胺碘酮,因该药具有一定的β受体阻断作用,可加重该类房颤的发作。对交感神经性房颤,β受体阻滞剂可作为一线治疗药物,此外还可选用索他洛尔和胺碘酮。

(7)对孤立性房颤可先试用β受体阻滞剂,普罗帕酮、索他洛尔和氟卡尼的疗效肯定,胺碘酮和多非利特仅作为替代治疗。

在药物治疗过程中,如出现明显不良反应或患者要求停药,则应该停药;如药物治疗无效或效果不肯定,应及时停药。

鉴于目前已有的抗心律失常药物的局限性和现有导管消融研究的结果,在维持窦性心律方面经导管消融优于药物治疗。

(三)控制过快的心室率

药物维持窦性心律和控制心室率的研究显示,没有发现控制心室率在病死率和生活质量方面逊于维持窦性心律的治疗。主要原因可能是复律并维持窦性心律治疗过程中的风险,尤其是抗心律失常药物的不良反应,抵消了维持窦性心律所带来的益处,故在降低房颤复发率的同时并没有改善患者的预后。因此,长期用药时应评价抗心律失常药物的益处和风险。对于部分房颤患者而言,心室率控制后可显著减轻或消除症状,改善心功能,提高生活质量。控制心室率在以下情况下可作为一线治疗:①无转复窦性心律指征的持续性房颤;②房颤已持续数年,在没有其他方法干预的情况下(如经导管消融治疗),即使转复为窦性心律也很难维持;③抗心律失常药物复律和维持窦性心律的风险大于房颤本身;④心脏器质性疾病,如左心房内径>55 mm、二尖瓣狭窄等,如未纠正,很难长期保持窦性节律。

控制房颤患者过快心室率,使患者静息时心室率维持在 60～80 次/分,运动时维持在 90～115 次/分,可采用洋地黄制剂、钙通道阻滞剂(地尔硫䓬、维拉帕米)及β受体阻滞剂单独应用或联合应用、某些抗心律失常药物。β受体阻滞剂是房颤时控制心室率的一线药物,钙通道阻滞剂如维拉帕米和地尔硫䓬也是常用的一线药物,对控制运动时快速心室率的效果比地高辛好,β受体阻滞剂和地高辛合用控制心室率的效果优于单独使用。洋地黄制剂(例如地高辛)对控制静息时的心室率有效,但对控制运动时的心室率无效,仅用于伴有慢性心力衰竭的房颤患者,对其他房颤患者不单独作为一线药物。对伴有房室旁路前传的房颤患者,禁用钙通道阻滞剂、洋地黄制剂和β受体阻滞剂,因房颤时心房激动经房室结前传受到抑制后可使其经房室旁路前传加快,致心室率明显加快,产生严重血流动力学障碍,甚或诱发室性心动过速和(或)心室颤动。对伴有房室旁路前传且血流动力学不稳定的房颤患者,首选直流电复律;血流动力学异常不明显者,静脉注射普岁帕酮、胺碘酮或普鲁卡因胺。为了迅速地控制心室率,可经静脉应用β受体阻滞剂或维拉帕米、地尔硫章。

对于发作频繁、药物不能控制的快速心室率患者或不能耐受药物治疗且症状严重的患者,可考虑导管消融改良房室结以减慢心室率、消融房室结阻断房室传导后植入永久性人工心脏起搏器治疗。

(四)抗凝治疗

房颤是卒中的独立危险因素,房颤患者发生卒中的危险是窦性心律者的5～6倍。在有血栓栓塞危险因素的房颤患者中,应用华法林进行抗凝治疗是目前唯一可明确改善患者预后的药物治疗手段。任何有血栓栓塞危险因素的房颤患者如无抗凝治疗禁忌证均应给予长期口服华法林治疗,并使其国际标准化比值(intermational normalized ratio, INR)维持在2.0～3.0,而最佳值为2.5左右,75岁以上患者的INR宜维持在2.0～2.5。INR<1.5不可能有抗凝效果;INR>3.0出血风险明显增加。对年龄<65岁无其他危险因素的房颤患者可不予以抗凝剂,65～75岁无危险因素的持续性房颤患者可给予拜阿司匹林300～325 mg/d预防治疗。

对阵发性或持续性房颤,如行复律治疗,当房颤持续时间在48小时以内,复律前不需要抗凝。当房颤持续时间不明或≥48小时,临床可有两种抗凝方案。一种是先开始华法林抗凝治疗,使INR达到2.0～3.0 3周后复律。在3周有效抗凝治疗之前,不应开始抗心律失常药物治疗。另一种是行经食管超声心动图检查,且静脉注射肝素,如果没有发现心房血栓,可进行复律。复律后肝素和华法林合用,直到INR≥2.0停用肝素,继续应用华法林。在转复为窦性心律后几周,患者仍然有全身性血栓栓塞的可能,不论房颤是自行转复为窦性心律或是经药物或直流电复律,均需再行抗凝治疗至少4周,复律后在短时间内心房的收缩功能尚未完全恢复。

华法林抗凝治疗可显著降低缺血性脑卒中的发生率,但应注意其出血性事件的危险,对每例患者应当评估风险/效益比。华法林初始剂量为2.5～3 mg/d,2～4天起效,5～7天达治疗高峰。因此,在开始治疗时应隔天监测INR,直到INR连续2次在目标范围内,然后每周监测2次,共1～2周。稳定后,每月复查2次。华法林剂量根据INR调整,若INR<1.5,则增加华法林的剂量,若>3.0,则减少华法林的剂量。华法林剂量每次增减的幅度一般在0.625 mg/d以内,剂量调整后需重新监测INR。由于华法林的药代动力学受多种食物、药物、酒精等的影响,因此,华法林的治疗需长期监测和随访,将INR控制在治疗范围内。

拜阿司匹林有预防血栓栓塞事件的作用,但其效果远比华法林差,仅应用于对华法林有禁忌证或者脑卒中的低危患者。因拜阿司匹林与华法林联合应用的抗凝作用并不优于单独应用华法林,而出血的危险却明显增加,因此不建议两者联用。氯吡格雷也可用于预防血栓形成,临床多用 75 mg 顿服,其优点是不需要监测 INR,出血危险性低,但预防脑卒中的效益远不如华法林,即使氯吡格雷与拜阿司匹林合用,其预防卒中的作用也不如华法林。

(五)非药物治疗

对一部分反复发作、症状较重而药物治疗效果不理想的患者,可选择进行非药物治疗,包括心房起搏、导管消融及心房除颤器等。

第三节　急性有毒气体中毒

一、一氧化碳中毒

一氧化碳(carbon monoxide, CO)俗称煤气,是一种无色、无味、无刺激性的气体,人体的感觉器官难以识别。凡含碳的物质燃烧不完全时均可产生 CO,人体吸入 CO 后,CO 通过肺泡进入血液与血红蛋白生成碳氧血红蛋白,导致机体急性缺氧,临床上称为急性 CO 中毒。急性 CO 中毒是临床常见的急症之一。急性 CO 中毒时血中碳氧血红蛋白浓度增高,若及时脱离有毒环境和供氧,一般中毒者均可恢复,但严重者可因心、肺、脑缺氧衰竭死亡,部分发生迟发性脑病。

(一)病因

1.生产性中毒

工业生产中合成光气、甲醇、羟基镍等都有 CO,天然瓦斯和石油燃料燃烧不完全、炼钢、炼铁、炼焦碳、矿井放炮、内燃机排泄的废气等,如防护不周或通风不良时以及煤气管道泄漏均可引起急性 CO 中毒。

2.生活性中毒

家庭使用的煤气炉或煤气热水器,排泄废气不良时,每分钟可逸出的 CO 约 0.001 m³。北方的燃煤炉烟囱阻塞时,逸出的 CO 含量可达 30%,是造成生活性 CO 中毒的主要因素。

(二)中毒作用机制

CO 经呼吸道进入机体,通过肺泡壁进入血液,以极快的速度与血红蛋白结合形成碳氧血红蛋白,其结合力比氧与血红蛋白的结合力大 200 倍,并且不易解离,其解离速度仅为氧合血红蛋白的1/3 600,由于碳氧血红蛋白不能携氧,引起组织缺氧,形成低氧血症,详见图 9-3。CO 可与肌球蛋白结合,影响细胞内氧弥散,损害线粒体功能。CO 还与线粒体中的细胞色素 A3 结合,阻断电子传递链,延缓还原型辅酶Ⅰ的氧化,抑制细胞呼吸。CO 与肌红蛋白结合形成碳氧肌红蛋白使肌红蛋白失去储氧能力;血中 CO 使氧离曲线左移,加重组织缺氧。CO中毒时,脑组织对缺氧最敏感。所以中枢神经系统受损表现最突出。急性 CO中毒致脑缺氧,脑血管迅速麻痹扩张、脑容积增大、脑内神经细胞 ATP 很快耗尽,钠钾泵运转功能障碍,细胞内钠离子积存过多,导致严重的细胞内水肿。血管内皮细胞肿胀,造成脑组织血液循环障碍,进一步加重脑组织缺血、缺氧。缺氧导致酸性代谢产物增多及血-脑屏障通透性增高,发生细胞间质水肿,严重者可发生脑疝。由于缺氧和脑水肿后的脑组织血液循环障碍,可促发血栓形成,缺血性软化或广泛的神经脱髓鞘变,致使一部分急性 CO 中毒患者假愈,随后又出现多种神经精神症状的迟发性脑病。

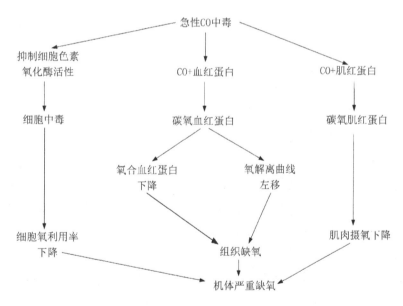

图 9-3 急性 CO 中毒缺氧机制

迟发性脑病的病理基础是大脑白质脱髓及苍白球软化、坏死,其发生机制除与局部血管特点(如大脑皮质的血管细长而数量少,苍白球的血管吻合支少等)致血液再灌注损伤和缺氧外,还可能与自身免疫有关,因为迟发性脑病发生在急性 CO 中毒神志恢复一段时间后,这段时间恰与自身免疫病的潜伏期相似。

此外,心脏因血管吻合支少,而且代谢旺盛,耗氧量多,再加上肌红蛋白含量丰富,CO 中毒时受损亦较明显。CO 中毒使心肌供氧障碍,心肌缺氧,心率加快,加重缺氧,可发生心动过速及各种缺氧所致的心律失常,严重的还可发生心力衰竭、心绞痛、甚至急性心肌梗死。吸入的 CO 主要以原形经肺组织排出,CO 的半排出时间随吸入氧浓度的不同而异,当吸入室内空气时为 4～6 小时,吸入 100％氧气则 90 分钟,而吸入 3 个大气压氧气约 30 分钟。这就是临床上用高压氧治疗的理论依据。

(三)临床表现

1.急性中毒

急性 CO 中毒症状和体征主要与吸入空气中的 CO 气体的浓度及血液循环中碳氧血红蛋白浓度有关。此外与个体差异、机体健康状态及持续中毒时间有关。临床调查中也发现同室中毒者其中毒程度因性别、温度、相对湿度、气压、居宿位置、睡宿习惯等也不相同。男性、温度高、相对湿度大、低气压、靠墙居宿、较高卧位者中毒程度较重。

(1)轻度中毒:血液中碳氧血红蛋白浓度 10％～30％时,患者可能发生头痛、头晕、无力、耳鸣、眼花、恶心、呕吐、心悸等症状,此时如及时脱离中毒环境,仅呼吸新鲜空气,上述症状常常会很快消失。

(2)中度中毒:血液中碳氧血红蛋白浓度 30％～50％时,患者除有轻度中毒症状外,呼吸增速、脉搏加快、颜面潮红,典型病例的皮肤、黏膜和甲床可呈樱桃红色。瞳孔对光反射迟钝、嗜睡。此时如能被及时发现,救离中毒现场,经过呼吸新鲜空气或吸氧后,可较快苏醒,多无明显并发症和后遗症发生。

(3)重度中毒:血液中碳氧血红蛋白浓度＞50％时,多发生脑水肿、临床上除中度中毒症状外,患者出现昏迷、部分患者呈去大脑皮质状态,极易出现并发症,患者可发生呼吸衰竭、肺水肿、心肌梗死、脑梗死、心律失常、休克、急性肾衰竭、皮肤出现红斑、水疱;肌肉肿胀。妊娠患者可能发生胎死宫内。昏迷时间持续在 2 天以上者部分可发生迟发性脑病。

2.迟发性脑病

临床上,急性 CO 气体中毒昏迷患者清醒后,经历一段"假愈期"(时间不完全相同,大部分为 1～2 周时间),突然发生一系列精神神经症状,称为迟发性脑病或后发症。占重症 CO 气体中毒病例的 50％,本病与 CO 气体中毒的后遗症不是同一概念,后遗症的精神神经症状延续,急性 CO 气体中毒的急性期持续不消失,并且在病程中也无"假愈期"。

(1)意识及精神状态障碍:语言能力减弱、发呆、反应迟缓、动作迟钝、哭笑等情绪无常、定向力差、甚至出现不认识熟悉的人和物,找不到住所。严重时不知饥饱,随地大小便,步态异常及卧床不起。

(2)锥体外系功能障碍出现帕金森病症状。

(3)锥体束神经损害出现偏瘫症状。

(4)大脑皮质局限性功能障碍出现失语、失明和癫痫。

(5)周围神经损害单瘫。

易发生迟发性脑病的危险因素是:①年龄在 40 以上,或有高血压病史,或从事脑力劳动者;②昏迷时间长达 2~3 天者;③清醒后头晕、乏力等症状持续时间长;④急性中毒恢复期受过精神刺激等。

(四)辅助检查

1.碳氧血红蛋白定性检测

(1)加碱法:取患者血液数滴,用等量蒸馏水稀释后加入 10% 氢氧化钠 1~2 滴,CO 中毒患者的血液与试液混合物液体颜色呈淡红色不变,无碳氧血红蛋白的正常人血液与试液混合物的颜色呈棕绿色,实验室检查时为确保试验结果的准确,应立即观察结果,放置时间过长会影响观察结果的准确性。同时另采正常人血样同时试验进行比较,效果会更好。

(2)煮沸法:取蒸馏水 10 mL,加入被检验患者的血液 3~5 滴加热煮沸后,被检测液体仍呈红色;取正常人血样同法加热煮沸后则液体颜色呈褐色。

(3)其他定性检测方法:①取 4% 含氨石灰(漂白粉液)3 mL,加血液 2 滴混匀后观察混合液颜色,正常人为绿褐色;CO 中毒患者的血液与漂白粉混合后呈粉红色至深红色。②取甲醛 1 mL,加血液 0.5 mL 混匀后观察混合液颜色,正常人为深褐色凝块;CO 中毒患者的血液与甲醛混合后呈桃红色凝块。③取 0.2 mL 血液稀释 100 倍,在分光镜下检查其吸收光谱,碳氧血红蛋白可显示特殊吸收带。

2.碳氧血红蛋白定量检测

血液内碳氧血红蛋白含量检测:不吸烟的正常人为 2%~5%,吸烟的正常人为 5%~9%;轻度 CO 中毒患者为 10%~30%;中度中毒患者为 30%~50%;严重中毒患者 >50%。但临床症状与血液内碳氧血红蛋白含量检测值可不完全呈平行关系,仅对临床诊断及治疗有一定指导意义。

对碳氧血红蛋白的检测应注意:急性 CO 中毒后检测越早越易呈阳性。一般情况下,吸氧后检测易致阴性结果。急性 CO 中毒存活患者脱离中毒环境 8

小时以上者,碳氧血红蛋白浓度一般≤10%时,定量检测结果可能会失去参考价值,定性检测有可能出现阴性结果。

3.血气分析

血氧分压降低,血氧饱和度可能正常;血 pH 降低或正常。$PaCO_2$ 可有代偿性下降。

4.脑电图

急性 CO 中毒迟发性脑病患者,脑电图可出现广泛性异常表现,主要表现为低波幅慢波,以额部为著。

(五)诊断

根据 CO 吸入病史和临床表现一般诊断不难,血液碳氧血红蛋白测定有重要诊断价值,尤其是对 CO 吸入病史不清楚者,应尽早测定,若>8 小时会失去临床意义。

(1)CO 中毒病史:生产性中毒多见于冶金工业的炼焦、炼钢铁、矿井放炮、锻冶和铸造的热处理车间,化学工业的合成氨、光气、甲醇、羟基镍等,碳素厂石墨电极制造车间,内燃机排泄气体等大量吸入引起吸入性中毒。生活性中毒多见于居所环境中有取暖煤炉而排烟不良,直排式煤气燃气灶做饭洗浴设备排气不良,均可因 CO 浓度积聚过高引起吸入性中毒。

(2)有 CO 中毒的临床症状及体征。

(3)辅助检查:血液碳氧血红蛋白定性阳性或血液碳氧血红蛋白浓度>10%。

急性 CO 中毒迟发脑病的诊断:①有明确急性 CO 中毒致昏迷的病史;②清醒后有 2～60 天的"假愈期";③有临床表现中任何一条表现。

(六)鉴别诊断

对 CO 中毒病史不确切,或昏迷患者,或离开中毒环境 8 小时以上患者的诊断应注意与下列疾病进行鉴别(图 9-4):①急性脑血管病;②糖尿病酮症酸中毒;③尿毒症;④肝性脑病;⑤肺性脑病;⑥其他急性中毒引起的昏迷。

(七)治疗

治疗原则:脱离中毒现场,纠正缺氧,防治脑水肿,改善脑组织代谢,防治并发症和后发症。

1.院前急救

(1)迅速脱离中毒环境:CO 气体比空气略轻,急救者可选取低姿或俯伏进入中毒现场,立即打开门窗,尽快使中毒现场与外环境空气流通。将患者迅速移至空气新鲜、通风良好处,保持呼吸道通畅,有条件尽快使患者吸氧。

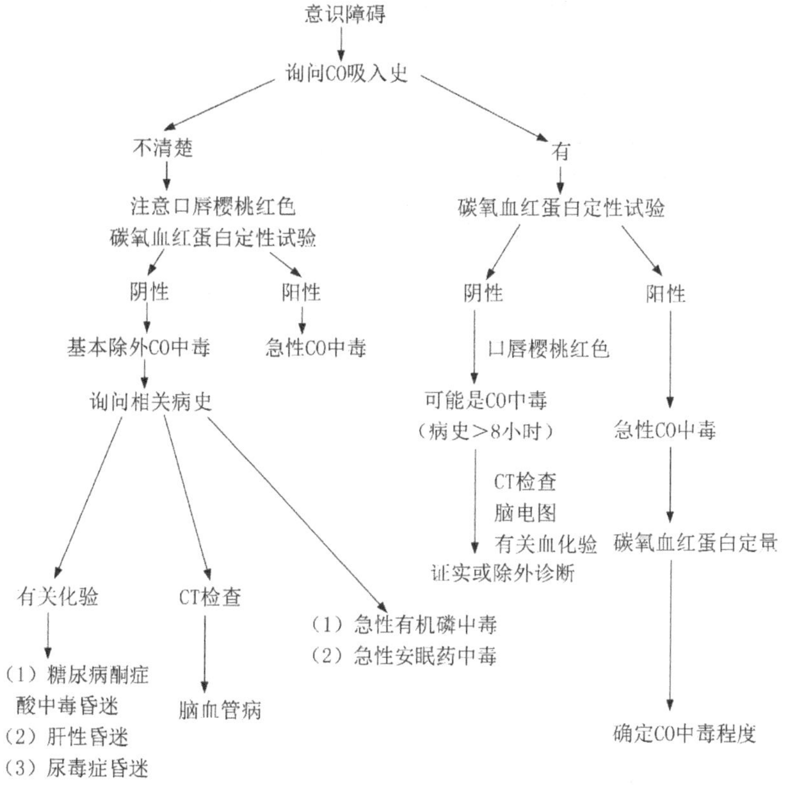

意识障碍
↓
询问CO吸入史
┌─────────────────┴─────────────────┐
不清楚   有
↓   ↓
注意口唇樱桃红色   碳氧血红蛋白定性试验
碳氧血红蛋白定性试验   ┌───────────┴───────────┐
┌──────┴──────┐   阴性   阳性
阴性   阳性   ↓   ↓
↓   ↓   口唇樱桃红色   急性CO中毒
基本除外CO中毒 急性CO中毒   ↓
↓   可能是CO中毒
询问相关病史   (病史>8小时)   急性CO中毒
┌──────┬──────┬──────┐   ↓
有关化验 CT检查   CT检查
↓   ↓   脑电图
(1)糖尿病酮症 脑血管病   有关血化验   碳氧血红蛋白定量
酸中毒昏迷   证实或除外诊断   ↓
(2)肝性昏迷   (1)急性有机磷中毒   确定CO中毒程度
(3)尿毒症昏迷 (2)急性安眠药中毒

图 9-4　急性 CO 中毒诊断和鉴别诊断思路

(2)转运清醒的 CO 中毒患者,保持呼吸通畅,有条件应持续吸氧,昏迷者除持续吸氧外,应注意呼吸道护理,避免呼吸道异物阻塞,如有条件,可开放气道,高流量吸氧。

2.医院急救

(1)纠正缺氧。①吸氧:可根据条件选用鼻导管吸氧,鼻塞式吸氧,面罩吸氧和经面罩持续气道正压吸氧。提高吸入气的氧分压。吸氧浓度尽可能>3 L/min,常用计算公式:$FiO_2 = [21 + 4 \times$ 吸入氧流量(L/min)$\times 100\%]$。有中毒症状的患者,持续吸氧直至症状完全消失。②高压氧治疗:正常大气压下,人体肺泡中氧分压为 13.3 kPa(100 mmHg)。若提高气压,肺泡内氧分压会随之升高,在 3 个大气压下吸入纯氧,肺泡内氧分压可达 291.7 kPa(2 193 mmHg)。高压氧还可以使血液中物理溶解氧增加,每 100 mL 全血中溶解氧可从 0.31 mL提高到 6 mL,物理溶解氧同样可以很快地供组织、细胞利用,高压氧可加速碳氧血红蛋白的解离,促进 CO 清除,清除率比未吸氧时快 10 倍,比常压吸氧快2倍。高压氧治疗不仅可以缩短病程,降低病死率,而且还可减少或防止迟发性脑病的发生。方法:10 分钟内将高压氧舱内压力升高到 1.5～1.8 附加大气压,常规持续 90～120 分钟,若昏迷患者可适当增加治疗次数或适当延长治疗时间,直至治疗患者神志完全清醒。急性 CO 中毒患者临床早期应用高压氧舱治疗有效率可达 95％以上。行高压氧舱治疗前,应静脉滴注 20％甘露醇 125～250 mL 防止脑水肿进一步加重。③其他方法。a.换血:分批放出患者血液循环中含有不易解离的碳氧血红蛋白血液,输入健康人新鲜血液,使循环中氧合血红蛋白增加。b.光量子血疗法:常规为每次对患者进行静脉采血 200 mL,体外紫外线照射和充氧后立即回输,隔天1 次,5～10 次为 1 疗程,体外充氧可明显提高血氧分压和氧合血红蛋白水平,紫外线照射可改善和提高机体免疫功能,因此可用于中、重度 CO 中毒和迟发性脑病患者。c.红细胞交换疗法:用正常供者红细胞取代患者无携氧功能的红细胞。最好用血细胞分离机,每次交换压积红细胞 400～800 mL;若无血细胞分离机,亦可用静脉采全血后体外离心,去除红细胞,再将血浆回输,同时输入等量或稍超量的正常供者红细胞。适用于重度 CO 中毒患者。

(2)防治脑水肿:急性 CO 中毒患者发生昏迷提示有发生脑水肿的可能,对昏迷时间较长、瞳孔缩小、四肢强直性抽搐或病理性反射阳性的患者,提示已存在脑水肿,应尽快应用脱水剂。临床常用 20％甘露醇。甘露醇具有高渗脱水和利尿作用,降低颅内压,15 分钟内显效,持续 3～8 小时。利尿作用一般于静脉用药后 10 分钟开始显效,2～3 小时达到高峰。用法:125～250 mL 静脉快速滴注,脑水肿程度较轻的患者选择 125 mL,15 分钟内滴注,每 8 小时 1 次;脑水肿程度稍重的选用 250 mL,30 分钟内滴注,每 8 小时 1 次或每 6 小时 1 次。有脑疝倾向的脑水肿,可同时加用糖皮质激素和利尿剂。如地塞米松每次 5～20 mg,呋塞米每次 20～60mg。

(3)改善脑微循环:可静脉滴注分子右旋糖酐 500 mL,每天 1 次。

(4)促进脑细胞功能恢复。可选用胞二磷胆碱 400～600 mg,ATP 20～40 mg,辅酶 A 100 U,细胞色素 C 30～60 mg,维生素 C 0.5 g,维生素 B_1 100 mg 静脉滴注。

(5)防治迟发性脑病:目前临床治疗迟发性脑病仍以血管扩张剂为首选,例如 1％普鲁卡因 500 mL 静脉滴注,川芎嗪注射液 80 mg 溶于 250 mL 液体内静脉滴注等。并适当延长高压氧治疗的疗程。

(6)对症治疗:①肺水肿选用利尿剂、强心剂,控制输液量和输液速度,禁用吗啡;②高热、抽搐选用人工冬眠疗法,配合冰帽、冰袋局部降温;③重度急性CO中毒患者,要监测水、电解质平衡,纠正酸中毒,并预防吸入性肺炎或肺部继发感染。

二、氰化物中毒

氰化物为含有氰基的化合物,多有剧毒。氰化物主要有氢氰酸、氰酸盐(氰化钾、氰化钠、氰化铵、亚铁氰化钾)、腈类(丙腈、丙烯腈、乙腈)、氰基甲酸酯、肼类及卤素氰化物(氯化氰、溴化氰、碘化氰)等。氰酸盐、腈类、氰基甲酸酯及肼类在人体内可放出氰离子,氰酸盐遇酸或高温可生成氰化氢,均有剧毒。某些植物果仁如苦杏仁、桃仁、樱桃仁、枇杷仁、亚麻仁、李仁、杨梅仁中均含有苦杏仁苷(氰苷),在果仁中的苦杏仁苷酶或被食入后在胃酸作用下可释放出氢氰酸。南方的木薯,其木薯苷水解后可释出氢氰酸,生食不当可致中毒。东北的高粱秆、西北的醉马草中亦含有氰苷,可致中毒。

(一)病因与中毒机制

职业性氰化物中毒是通过呼吸道吸入和皮肤吸收引起的,生活性中毒以口服为主。口腔黏膜和胃肠道均能充分吸收。氰化物进入体内后析出氰离子,为细胞原浆毒,对细胞内数十种氧化酶、脱氢酶、脱羧酶有抑制作用。但主要是与细胞线粒体内氧化型细胞色素氧化酶的三价铁结合,阻止了氧化酶中三价铁的还原,也就阻断了氧化过程中的电子传递,使组织细胞不能利用氧,形成了内窒息。此时,血液中虽有足够的氧,但不能为组织细胞所利用。故氰化物中毒时,静脉血呈鲜红色,动静脉血氧差自正常的 $4\% \sim 6\%$ 降至 $1\% \sim 1.5\%$。由于中枢神经系统对缺氧最为敏感,故首先受累,尤以呼吸及血管运动中枢为甚,先兴奋,后抑制,呼吸麻痹是氰化物中毒的最严重的表现。某些腈类化合物在体内不释放氰离子,但其本身具有直接对中枢神经系统的抑制作用,或具有强烈的呼吸道刺激作用或致敏作用(如异氰酸酯类、硫氰酸酯类等)。氰酸盐对消化道有腐蚀性,口服致死量氢氰酸为 0.06 g,氰酸盐 $0.1 \sim 0.3$ g。成人服苦杏 $40 \sim 60$ 粒,小儿服 $10 \sim 20$ 粒可引起中毒,甚至死亡。

(二)诊断

急性氰化物中毒,在工业生产中极少见。多由于意外事故或误服而发生。口服大量氰化物,如口服 $50 \sim 100$ mg 氰化钾(钠),或短期内吸入高浓度的氰化氢气体(浓度 > 200 mg/m³),可在数秒钟内突然昏迷,造成"闪电样"中毒,甚至在 $2 \sim 3$ 分钟内有死亡的危险。因此,诊断要迅速果断,应先立即进行急救处理,然后再进行检查。根据职业史和临床表现不难做出诊断。此外,患者口唇、皮肤及静脉血呈鲜红色,呼出气体有苦杏仁味,尿中硫氰酸盐含量增加(正常人不吸烟者平均值为 3.09 mg/L,吸烟者平均值为6.29 mg/L),可供诊断参考。一般急性氰化氢中毒表现可分为 4 期。

1.前驱期

吸入者可感眼、咽喉及上呼吸道刺激性不适,呼吸增快,呼出气有苦杏仁味,头昏、恶心。口服者有口咽灼热、麻木,流涎、恶心、呕吐、头痛、乏力、耳鸣、胸闷及便意。一般此期短暂。

2.呼吸困难期

紧接上期出现胸部紧迫感、呼吸困难、心悸、血压升高、脉快、心律不齐,瞳孔先缩小后散大。眼球突出,视、听力减退,有恐怖感,意识模糊至昏迷,时有肢体痉挛,皮肤黏膜呈鲜红色。

3.惊厥期

患者出现强直性或阵发性痉挛,甚至角弓反张,大小便失禁,大汗,血压下降,呼吸有暂停现象。

4.麻痹期

全身肌肉松弛,感觉和反射消失,呼吸浅慢,甚至呼吸停止。若能抢救及时,可制止病情进展。

(三)治疗

氰离子在体内易与三价铁结合,在硫氰酸酶参与下同硫结合成毒性很低的硫氰酸盐从尿排出,因此,高铁血红蛋白形成剂和供硫剂的联合应用可达到解毒的目的。急性中毒具体治疗措施如下。

1.现场急救

若为吸入中毒,应立即戴上防毒面具,使患者迅速脱离中毒现场,若为液体染毒,应立即脱去污染衣物,同时冲洗污染皮肤。呼吸停止者行人工呼吸,给予呼吸兴奋剂。

2.解毒药物的应用

具体用药是:①立即将亚硝酸异戊酯 1～2 支放在手帕中压碎,放在患者口鼻前吸入 15～30 秒,间隔2～3 分钟再吸 1 支,直至静脉注射亚硝酸钠为止(一般连续用5～6 支)。②在吸入亚硝酸异戊酯的同时,尽快准备好3％亚硝酸钠注射液,按 6～12 mg/kg 加入 25％～50％葡萄糖液 20～40 mL 中缓慢静脉注射(2～3 mL/min),注射时注意血压,一旦发现血压下降,立即停药。上述二药仅限于刚吞入毒物,现场抢救时有效。③在注射完亚硝酸钠后,随即用同一针头再注入50%硫代硫酸钠20~40 mL,必要时可在1小时后重复注射半量或全量,轻度中毒者单用此药即可。

上述疗法的作用在于亚硝酸盐能使血红蛋白氧化为高铁血红蛋白,后者对氰离子有很大的亲和力,结合成氰化高铁血红蛋白,从而有效地阻止氰离子对细胞色素氧化酶的作用,但此结合不牢固,不久又放出氰离子,故应随即注射硫代硫酸钠,使其与氰形成稳定的硫氰酸盐,由尿排出体外。亚硝酸异戊酯和亚硝酸钠的作用相同,但后者作用较慢,维持时间较长,青光眼者慎用。本品用量过大产生变性血红蛋白过多可致缺氧,但同时应用硫代硫酸钠多能避免之。如无亚硝酸钠,可用大剂量亚甲蓝(10 mg/kg)静脉注射代替,但疗效较差。葡萄糖加少量胰岛素静脉滴注可使氰离子转化为腈类而解毒。

4-二甲氨基苯酚为一种新的高铁血红蛋白形成剂,其优点为具有迅速形成高铁血红蛋白的能力,抗氰效果优于亚硝酸钠,不良反应小,使用方便,可以肌内注射,与静脉注射有相同的效果,而且可以口服,10分钟达到有效浓度。不但可用于治疗,也可用于预防。轻度中毒可口服1片4-二甲氨基苯酸,较重中毒立即肌内注射10% 4-二甲氨基苯酸 2 mL;重度中毒立即用10% 4-二甲氨基苯酸 2 mL肌内注射,50%硫代硫酸钠 20 mL 静脉注射,必要时1小时后重复半量。应用本品者严禁再用亚硝酸类药物,以防止高铁血红蛋白形成过度症(发绀)。

3.洗胃

若为口服中毒者,可用大量5%硫代硫酸钠溶液或1:5 000高锰酸钾溶液或3%过氧化氢溶液洗胃(忌用活性炭),以使胃内氰化物变为不活动的氰酸盐。洗胃后再给硫酸亚铁溶液,每10分钟1汤匙,可使氰化物生成无毒的亚铁氰化铁。由于氰化物吸收极快,故洗胃可在上述解毒剂应用后再进行。

4.高浓度给氧

既往认为窒息性气体中毒机制是细胞呼吸酶失活,输氧无助于缺氧状态的改善。近来的研究证明,高流量吸氧可使氰化物与细胞色素氧化酶的结合逆转,并促进硫代硫酸钠与氰化物结合生成硫氰酸盐。有条件应尽早使用高压氧疗法。

5.对症支持疗法

皮肤灼伤可用1:5 000高锰酸钾液擦洗或大量清水冲洗。恢复期可用大剂量维生素C,以使上述治疗中产生的高铁血红蛋白还原。亦可应用细胞色素C。

三、硫化氢中毒

硫化氢为具有特殊臭蛋样气味的无色易燃气体，燃烧时生成二氧化硫和水。硫化氢的分子量为34.08，沸点为$-60.7\ ℃$，密度为$1.19\ g/L$，易溶于水生成氢硫酸，并易溶于乙醇、石油中。

(一)中毒原因

职业性硫化氢中毒多见，占职业性急性中毒的第2位。多是由于生产设备损坏，输送硫化氢的管道或阀门漏气，违反操作规程，生产故障以及硫化氢车间失火等致硫化氢大量溢出，或由于含硫化氢的废气、废液排放不当及在疏通阴沟、粪池等意外接触所致。

在石油工业，钻探开采石油、石油炼制过程中脱硫及排放废气时，有硫化氢逸出；在采矿、含硫矿石提炼时，硫是常有的杂质，接触者均易发生中毒。化纤工业生产橡胶、人造纤维、合成树胶等过程有硫化氢逸散；化学工业在制造某些有机磷农药、硫化染料、某些含硫药物、造纸、制革、脱毛等化学生产过程以及动植物原料腐败时均可产生硫化氢；从事阴沟清理、粪池清除、蔬菜腌制加工及从事病畜处理时，由于有机物质腐败均能生成硫化氢，屡有接触者急性硫化氢中毒事件易发生。由于硫化氢气体比空气重，故易积聚在低洼处，这一特性也是导致易发生中毒的原因之一。

(二)中毒机制

硫化氢是窒息性气体，也是刺激性气体，属剧毒物。主要引起细胞内窒息，导致中枢神经系统、肺、心和上呼吸道黏膜刺激等多脏器损害。主要经呼吸道进入机体，消化道亦可吸收，皮肤虽可吸收但速度甚慢。

中毒机制主要是硫化氢是细胞色素氧化酶的抑制剂，它进入细胞后与线粒体内的细胞色素a、细胞色素$a3$结合，阻断细胞内呼吸造成组织缺氧；与谷胱甘肽的巯基结合，使之失活，加重组织内缺氧；直接损伤肺，增加毛细血管通透性，引起肺水肿，导致机体缺氧；高浓度时可强烈刺激嗅神经、呼吸道黏膜神经及颈动脉窦和主动脉体的化学感受器，先兴奋，后迅速进入超限抑制，呼吸麻痹，或发生猝死；另外硫化氢具有全身性毒作用，表现为中枢神经系统抑制及窒息症状。急性中毒死亡遥相呼应为"闪电样"；心肌损害可能为心肌线粒体损伤、细胞色素氧化酶失活、心肌缺血导致。

(三)临床表现

短时间内吸入高浓度硫化氢可引起有中枢神经系统、眼和呼吸系统损害为主的急性中毒表现。

1.中枢神经系统损害

症状表现为头痛、头晕、恶心、呕吐、全身乏力、焦虑、烦躁、意识障碍、抽搐、昏迷、大小便失禁、全身肌肉痉挛或强直,最后因呼吸肌麻痹而死亡。吸入高浓度硫化氢可使患者立即昏迷,甚至在数秒钟内猝死。

2.眼部刺激症状

眼刺痛、异物感、流泪、畏光、视物模糊,视物时有彩晕,结膜充血、水肿,重者角膜浅表浸润及糜烂、点状上皮脱落、浑浊,国外称之为"毒气眼病"。

3.呼吸系统刺激和损害症状

硫化氢中毒常致流涕、咽干、咽喉灼痛、声音嘶哑、咳嗽、咳痰、胸闷、胸痛、体温升高、咳血;肺部有干、湿啰音;X 线片显示肺纹理增多、增粗或片状阴影,表现为支气管炎、支气管周围炎或肺炎征象;严重者出现呼吸困难、发绀、烦躁、咳大量白色或粉红色泡沫痰,甚至自口、鼻涌出;两肺有弥漫性湿啰音;X 线片早期显示间质性肺水肿表现,两肺纹理模糊,有广泛见解状阴影或散在细菌武器粒状阴影,肺野透亮度降低,随着病情发展,出现肺泡性肺水肿,可见大片均匀密度增高阴影或大小与密度不一和边缘模糊的大片状阴影,广泛分布在两肺野,少数呈蝴蝶翼状。PaO_2 下降,可有呼吸性或代谢性酸中毒或碱中毒。严重中毒时还可并发喉头水肿、皮下和纵隔气肿、急性呼吸窘迫综合征继发感染。

4.心肌损害

心肌损害表现为心电图检查常见部分导联呈心肌缺血改变,如 T 波低平、倒置,ST 段呈弓背样抬高,有时可出现不典型 Q 波,酷似心肌梗死;心肌酶学检查可有不同程度升高;此外还可出现窦性心动过速或过缓。要特别注意的是,绝大多数急性中毒患者的肺水肿、心肌损害出现在 24 小时内,但有少数可在急性中毒昏迷恢复好转后发生,甚至 1 周后方出现"迟发性"肺水肿及心肌损害表现,因而在诊断、处理时要及时、及早发现,积极治疗。

(四)诊断

1.病史

短时间内有确切吸入大量硫化氢气体后迅速发病的病史。

2.临床分级

(1)刺激反应:眼刺痛、畏光、流泪、流涕、咽喉部烧灼感等刺激症状,短时间内即恢复。

(2)轻度中毒:早期有刺激反应症状,有后眼睑水肿,结膜充血、水肿,出现急性角膜炎、结膜炎表现;咳嗽,胸闷,肺部有干、湿啰音,X线片显示支气管周围炎表现;可伴有头痛、头昏、恶心、呕吐等症状。

(3)中度中毒:明显头痛、头昏,轻度意识障碍;咳嗽、胸闷,肺部有干、湿啰音,X线片显示支气管肺炎或间质性肺水肿表现。

(4)重度中毒:表现为谵妄、抽搐、昏迷,肺泡性肺水肿临床和X线片表现,心肌缺血改变,呼吸循环衰竭或猝死经抢救存活者,少数患者遗留自主神经功能紊乱或前庭功能障碍及锥体外系体征。

3.实验室检查

血内出现硫化血红蛋白,血硫化物含量明显增高。毒物测定:将试纸浸于2%醋酸铅乙醇溶液中至现场取出,暴露30秒,观察试纸颜色变化深浅而得出硫化氢在空气的大致浓度:$10 \sim 20$ mg/m³,绿色至棕色;$20 \sim 60$ mg/m³,棕黄至棕黑色;$60 \sim 150$ mg/m³,棕黑至黑色。但这一反应并不是特异性的,当环境中有磷化氢或锑化氢时,也会有相似的反应,应注意鉴别。

(五)急救

1.急救

(1)迅速协助吸入者脱离染毒区,转移到空气新鲜处,脱去被污染衣物,保持呼吸道通畅,立即给氧。

(2)对呼吸心搏停止者,立即进行心肺复苏术。

(3)重症者立即实施高压氧治疗,高压氧可有效地改善机体的缺氧状态,加速硫化氢的排出和氧化解毒。

(4)在抢救过程中,抢救人员应注意自身安全,穿隔离衣、戴防毒面罩,以便顺利进行抢救。

2.解毒治疗

解毒治疗可用大剂量谷胱甘肽、半胱氨酸或胱氨酸可加强细胞的生物氧化能力,加速硫化氢的代谢。同时给予改善细胞代谢的药物,如三磷酸腺苷、辅酶A、辅酶Q10、细胞色素C等。

3.对症支持治疗

(1)高流量吸氧,呼吸兴奋剂应用。重症者高压氧治疗,高压氧治疗可加速恢复、减少或减轻后遗症。也可采用血液置换或自体血液光量子疗法。

(2)减轻大脑缺氧损伤,给予细胞色素C静脉滴注,每天60 mg。

(3)防治中毒性肺水肿,短程足量给予糖皮质激素,如地塞米松$10 \sim 20$ mg,每天$3 \sim 4$次;适当控制入量;必要时吸入二甲硅油气雾消泡剂等。

(4)防治脑水肿,可给予甘露醇、糖皮质激素等。

(5)防治心肌损伤,如可静脉滴注极化液及三磷酸腺苷、辅酶 A、肌苷等能量制剂。

(6)接触硫化氢后出现眼部症状时,在现场立即用大量清水冲洗,有条件时以 2%碳酸氢钠溶液冲洗,后按眼灼伤处理。

(7)其他对症治疗:防治各种并发症及各种感染。

(六)预防

凡有产生硫化氢的生产过程,均需密闭并安装通风排毒装置;定期检修或更换管道、阀门等生产设备;进入有硫化氢的密闭容器、坑窖、阴沟、蓄粪池处工作,应先通风或先用空气将硫化氢气体进行驱除,或戴供氧防毒面具,身上缚以救护带,采取轮流作业,在危险区处做好监护,并备求护设备,进入硫化氢泄漏的区域抢救中毒患者,必须佩戴有效有呼吸防护器,并有专人监护。

第四节　急性有机磷农药中毒

一、概述

有机磷农药大多数属磷酸酯类或硫代磷酸酯类化合物,是目前应用最广泛的农药,品种达百余种,大多属剧毒或高毒类,我国生产和使用的有机磷农药,绝大多数为杀虫剂。由于生产或使用违反操作规程或防护不当而发生急性或慢性中毒,也可因误服、自服或污染食物而引起急性中毒。对人、畜的毒性主要是对乙酰胆碱酯酶的抑制,引起乙酰胆碱蓄积,使胆碱能神经受到持续冲动,导致先兴奋后衰竭的一系列毒蕈碱样、烟碱样和中枢神经系统等症状;严重患者可因昏迷和呼吸衰竭而死亡。有机磷农药大都呈油状或结晶状,色泽由淡黄至棕色,稍有挥发性,且有蒜味。除美曲膦酯外,一般难溶于水,不易溶于多种有机溶剂,在碱性条件下易分解失效。

二、临床表现

(一)一般表现

急性中毒发病时间与毒物种类、剂量和侵入途径密切相关。经皮肤吸收中毒，一般在接触 2～6 小时后发病，口服中毒在 10 分钟至 2 小时内出现症状。一旦中毒症状出现，病情迅速发展。胆碱能危象是急性有机磷农药中毒的典型表现，包括症状如下。

1.毒蕈碱样表现

毒蕈碱样表现主要是副交感神经末梢兴奋所致，类似毒蕈碱作用，表现为平滑肌痉挛和腺体分泌增加。临床表现先有恶心、呕吐、腹痛、多汗，尚有流泪、流涕、流涎、腹泻、尿频、大小便失禁、心跳减慢和瞳孔缩小。支气管痉挛和分泌物增加、咳嗽、气促，严重患者出现肺水肿。

2.烟碱样表现

乙酰胆碱在横纹肌神经肌肉接头处过多蓄积和刺激，使面、眼睑、舌、四肢和全身横纹肌发生肌纤维颤动，甚至全身肌肉强直性痉挛。全身紧缩和压迫感，而后发生肌力减退和瘫痪。可因呼吸肌麻痹引起周围性呼吸衰竭而死亡。

3.中枢神经系统

中枢神经系统受乙酰胆碱刺激后有头晕、头痛、疲乏、共济失调、烦躁不安、谵妄、抽搐和昏迷，可因中枢性呼吸衰竭而死亡。

(二)中间型综合征

少数病例在急性中毒症状缓解后和迟发性神经病变发生前，在急性中毒后24～96 小时，出现以部分脑神经支配的肌肉、屈颈肌肉、四肢近端肌肉和呼吸肌的肌力减退或麻痹为主要表现的综合征，严重者可发生突然死亡。其发生机制与胆碱酯酶受到长期抑制，影响神经-肌肉接头处突触功能有关。

(三)迟发性周围神经病变

少数急性中毒患者在急性症状消失后 2～4 周，出现进行性肢体麻木、刺痛、呈对称性手套、袜套型感觉异常，伴肢体萎缩无力。重症患者出现轻瘫或全瘫。一般下肢病变重于上肢病变，6～12 个月逐渐恢复。神经-肌电图检查显示神经源性损害。

(四)局部损害

敌敌畏、美曲膦酯、对硫磷、内吸磷接触皮肤后可引起过敏性皮炎，并可出现水疱和剥脱性皮炎。有机磷农药滴入眼部可引起结膜充血和瞳孔缩小。

(五)非神经系统损害的表现

尚可出现心、肝、肾损害和急性胰腺炎等表现。

(六)实验室检查

全血胆碱酯酶活力是诊断有机磷农药中毒的特异性实验指标。以正常人血胆碱酯酶活力值作为100%,急性有机磷农药中毒时,胆碱酯酶活力值在50%~70%为轻度中毒;30%~50%为中度中毒;30%以下为重度中毒。对长期有机磷农药接触者,全血胆碱酯酶活力值测定可作为生化监测指标。

三、诊断要点

(1)有机磷农药接触史。

(2)临床呼出气多有蒜味、瞳孔针尖样缩小、大汗淋漓、腺体分泌增多、肌纤维颤动和意识障碍等中毒表现,一般即可做出诊断。为有利于治疗,临床分为3级。①轻度中毒:有头晕、头痛、恶心、呕吐、多汗、胸闷、视力模糊、无力、瞳孔缩小;②中度中毒:除上述症状外,还有肌纤维颤动、瞳孔明显缩小、轻度呼吸困难、流涎、腹痛、腹泻、步态蹒跚,意识清楚;③重度中毒:除上述症状外,并出现昏迷、肺水肿、呼吸麻痹、脑水肿症状之一者。

(3)全血胆碱酯酶活力降低。

(4)尿中有机磷农药分解产物测定有助于有机磷农药中毒的诊断。对硫磷和甲基对硫磷中毒时尿中有其氧化分解产物对硝基酚,而美曲膦酯中毒时在尿中出现三氯乙醇,均可反映毒物吸收。

(5)应与中暑、急性胃肠炎、脑炎等鉴别,还必须与氨基甲酸酯类、拟除虫菊酯类中毒及杀虫剂中毒鉴别,拟除虫菊酯类中毒患者的口腔和胃液无特殊臭味,胆碱酯酶活力正常;杀虫剂中毒者以嗜睡、发绀、出血性膀胱炎为主要表现而无瞳孔缩小、大汗淋漓、流涎等。

四、治疗方案及原则

(一)迅速清除毒物

立即离开现场,脱去污染的衣服,用肥皂水清洗污染的皮肤、毛发和指甲。口服中毒者用清水、2%碳酸氢钠溶液(美曲膦酯忌用)或1:5 000高锰酸钾溶液(对硫磷忌用)反复洗胃,直至洗胃液清亮为止。然后再用硫酸钠20~40 g,溶于20 mL水,1次口服,观察30分钟无导泻作用则再追加水500 mL口服。眼部污染可用2%碳酸氢钠溶液或生理盐水冲洗。在迅速清除毒物的同时,应争取时间及早用解毒药治疗,以挽救生命和缓解中毒症状。

(二)特效解毒药的应用

有机磷农药中毒最理想的治疗是胆碱酯酶复活剂与阿托品两药合用,应用原则是早期、足量、联合、重复用药,尤应重用胆碱酯酶复活剂辅以适量的阿托品,尽快达到"阿托品化"。轻度中毒亦可单独使用胆碱酯酶复活剂。两种解毒药合用时,阿托品的剂量应减少,以免发生阿托品中毒。

1.胆碱酯酶复活剂

常用的药物有碘解磷定和氯解磷定,此外还有双复磷和双解磷、甲磺磷定等。国内推荐使用的肟类复能剂为氯解磷定,因其使用简单(肌内注射)、安全(其抑制胆碱酯酶的有效剂量比重活化剂量大2个数量级)、高效(是解磷定的1.5倍),应作为复能剂的首选。氯解磷定的有效血药浓度为4 mg/L,只有首次静脉注射或肌内注射才能达到有效血药浓度,静脉滴注由于速度慢、半衰期短、排泄快,达不到有效血药浓度,肌内注射1~2分钟后开始显效,半衰期为1.0~1.5小时。国内推荐氯解磷定用量见表9-1,以后视病情及胆碱酯酶活性逐渐延长用药间隔时间,一般一天总量不宜>10 g,中、重度中毒疗程一般5~7天,特殊情况可以延长。

表 9-1　有机磷农药中毒联合用药推荐量

用药	轻度中毒	中度中毒	重度中毒
阿托品首剂量	1~3 mg 肌内注射或静脉注射,15~30 分/次	3~5 mg 静脉注射,15 分/次	5~15 mg 静脉注射,5~15 分/次
渐减至维持量	0.5 mg 肌内注射,2~6 小时/次	1~2 mg 静脉注射,2~6 小时/次	1~2 mg 静脉注射,1~6 小时/次
氯解磷定首剂量	0.5 mg 肌内注射	0.5~1.0 mg 肌内注射	1.0~1.5 mg 肌内注射
维持量	0.5 mg 肌内注射,2~8 小时/次	0.5~1.0 mg 肌内注射,2~6 小时/次	0.5~1.0 mg 肌内注射,2~6 小时/次
解磷注射液首剂量	1.0~2.0 mg 肌内注射	2.0~4.0 mg 肌内注射	4.0~6.0 mg 肌内注射
必要时重复	1.0~2.0 mg 肌内注射	1.0~2.0 mg 肌内注射	2.0~3. mg 肌内注射

胆碱酯酶复活剂应用后的不良反应有短暂的眩晕、视力模糊、复视、血压升高等。用量过大,可引起癫痫样发作和抑制胆碱酯酶活力。碘解磷定在剂量较大时,尚有口苦、咽干、恶心。注射速度过快可导致暂时性呼吸抑制。双复磷不

良反应较明显,有口周、四肢及全身麻木和灼热感,恶心,呕吐,颜面潮红。剂量过大可引起室性期前收缩和传导阻滞。个别患者发生中毒性肝病。

2.抗胆碱药的应用

(1)阿托品:进入人体后在 1～4 分钟内起效,8 分钟达高峰,半衰期为 2 小时,作用维持2～3 小时。用药至毒蕈碱样症状明显好转或患者出现"阿托品化"表现,达"阿托品化"后改为维持量,以后视病情变化随时酌情调整阿托品用量。"阿托品化"即临床出现口干、皮肤黏膜干燥和心率90～100 次/分。

(2)长托宁:其作用比阿托品强,毒副作用小,无加快心率的不良反应,对中毒酶和外周 N 受体无作用,要与复能剂配伍用。给药方法为首次剂量,轻度中毒 1～2 mg 肌内注射,中度中毒 2～4 mg 肌内注射,重度中毒 4～6 mg 肌内注射;需要时同时配伍氯解磷定治疗,以后视病情可重复用药。其足量的标准为口干,皮肤干燥,分泌物消失。一般对心率的影响很小。

3.含抗胆碱剂和复能剂的复方注射液

解磷注射液(每支含有阿托品 3 mg、苯那辛 3 mg、氯解磷定 400 mg),起效快,作用时间较长。以后视病情,可单独使用氯解磷定和阿托品。

(三)中间型综合征的治疗

中间型综合征多发生在重度中毒及早期胆碱酯酶复活剂用量不足的患者,重用复活剂及时行人工机械通气成为抢救成功的关键。

(四)迟发性神经病变的治疗

治疗上尚无特殊方法,其病程是一种良性经过。早期及时治疗,绝大多数恢复较快,如发展到运动失调和麻痹,则恢复较慢,一般在 6 个月至 2 年可痊愈,鲜有遗留永久性后遗症的患者。治疗可采用以下措施。

(1)早期可使用糖皮质激素,抑制免疫反应,缩短病程,泼尼松 30～60 mg,1 周后逐渐减量。

(2)其他药物:营养神经药物大剂量维生素 B 族、三磷酸腺苷、谷氨酸、地巴唑、加兰他敏、胞二磷胆碱等。

(3)配合理疗、针灸和按摩治疗,同时加强功能锻炼。

(4)不需用阿托品及胆碱酯酶复能剂。

(五)对症治疗

对症治疗应以维持正常心肺功能为重点,保持呼吸道通畅,在治疗过程中要特别重视呼吸道通畅,防治脑水肿、肺水肿和呼吸中枢衰竭,积极预防感染。

五、处置

(1)有轻度毒蕈碱样、烟碱样症状或中枢神经系统症状,而全血胆碱酯酶活性≥70％者;或无明显中毒临床表现,而全血胆碱酯酶活性在70％以下者,留院观察治疗。

(2)中、重度中毒者需住院治疗,监测生命体征。

(3)中间型综合征患者需行人工机械通气治疗者,或中毒后心肺复苏术后的患者可住ICU治疗。

六、注意事项

(1)转院途中,应备好气管插管,做好插管准备。无论是在现场还是送往医院的途中,发现呼吸停止,乃至心搏骤停,立即气管插管、用简易呼吸器给氧,无条件者徒手挤压式人工呼吸,并行胸外心脏按压,直至入院。

(2)口服中毒者应彻底洗胃,如患者没有经洗胃机洗胃治疗,即使时间＞24小时者也应彻底洗胃,洗胃时要注意变动体位,按摩胃区,使胃内各区得到清洗。昏迷患者也应洗胃。

(3)应用阿托品过程中如出现瞳孔扩大、神志模糊、烦躁不安、抽搐、昏迷和尿潴留等,提示阿托品中毒,应停用阿托品。对有心动过速及高热患者,应慎用阿托品。

(4)有机磷农药中毒:患者经积极抢救治疗,症状明显缓解的恢复期,病情突然恶化重新出现有机磷农药中毒的胆碱能危象,这种现象称为"反跳",多在中毒后2～9天,应引起临床医师的足够重视。

(5)出院标准:①临床症状、体征消失,停药2～3天后无复发;②精神、食欲正常;③全血胆碱酯酶活力达50％～60％或血浆胆碱酯酶活力正常而不再下降;④无心、肝、肾等脏器的严重并发症。

参考文献

［1］玄进,边振,孙权.现代内科临床诊疗实践［M］.北京:中国纺织出版社,2020.

［2］刘文翠.实用内科诊疗［M］.北京:科学技术文献出版社,2019.

［3］谭斌,肖智林,张凤田.临床内科诊疗［M］.北京:科学技术文献出版社,2019.

［4］张晓立,刘慧慧,宫霖.临床内科诊疗学［M］.天津:天津科学技术出版社,2020.

［5］李清华,田星,侯良.现代临床内科诊疗新进展［M］.长春:吉林大学出版社,2019.

［6］杜秀华.实用内科疾病诊疗［M］.北京:科学技术文献出版社,2019.

［7］邱海军.实用内科临床诊疗学［M］.长春:吉林科学技术出版社,2020.

［8］邓辉.内科临床诊疗实践［M］.汕头:汕头大学出版社,2019.

［9］马春丽.临床内科诊疗学［M］.长春:吉林大学出版社,2020.

［10］王鹏.实用临床内科诊疗实践［M］.北京:科学技术文献出版社,2019.

［11］何靖.现代内科疾病诊疗思维与新进展［M］.北京:科学技术文献出版社,2020.

［12］刘培育.临床内科常见病诊疗学［M］.天津:天津科学技术出版社,2020.

［13］李姗姗.临床内科疾病诊疗［M］.北京:科学技术文献出版社,2019.

［14］陈娟.内科常见病临床诊疗［M］.长春:吉林科学技术出版社,2019.

［15］李雅慧.实用临床内科诊疗［M］.北京:科学技术文献出版社,2020.

［16］蒋尊忠.临床内科常见病诊疗［M］.长春:吉林科学技术出版社,2019.

［17］张春梅.新编内科临床诊疗［M］.哈尔滨:黑龙江科学技术出版社,2020.

［18］朱琳,何盛华.内科疾病现代诊疗技术［M］.长春:吉林科学技术出版社,2019.

[19] 魏红.现代实用内科疾病诊疗[M].北京:科学技术文献出版社,2020.

[20] 矫丽丽.临床内科疾病综合诊疗[M].青岛:中国海洋大学出版社,2019.

[21] 边容.内科常见病诊疗指南[M].长春:吉林科学技术出版社,2019.

[22] 曹云友.实用临床内科诊疗学[M].北京:中国纺织出版社,2020.

[23] 郭海侠.内科常见疾病诊疗精粹[M].长春:吉林科学技术出版社,2019.

[24] 岳亮,于群.实用临床内科疾病诊疗学[M].长春:吉林科学技术出版社,2019.

[25] 李秀昕.实用内科诊疗指南与实践应用[M].长春:吉林科学技术出版社,2020.

[26] 季洪波.内科诊疗学[M].长春:吉林大学出版社,2019.

[27] 冯迎.实用内科诊疗学[M].长春:吉林科学技术出版社,2019.

[28] 徐玉生.现代内科疾病诊疗思维[M].北京:科学技术文献出版社,2020.

[29] 白国强.临床疾病内科诊疗要点[M].北京:科学技术文献出版社,2019.

[30] 刘镜,郎晓玲,于文超.实用临床内科诊疗学[M].北京:中国纺织出版社,2020.

[31] 苏强.现代临床内科诊疗学[M].天津:天津科学技术出版社,2019.

[32] 赵红莉.现代内科诊疗技术与临床实践[M].开封:河南大学出版社,2019.

[33] 周光耀.实用内科疾病诊疗技术[M].天津:天津科学技术出版社,2020.

[34] 王淑萍.实用内科诊疗进展与临床实践[M].长春:吉林科学技术出版社,2020.

[35] 牟肖莉.临床内科疾病诊疗[M].天津:天津科学技术出版社,2019.

[36] 王凤杰.干扰素治疗原发性血小板增多症的临床疗效分析[J].中国社区医师,2019,35(14):52+55.

[37] 柳亚慧,时国朝.支气管哮喘的精准治疗[J].中国实用内科杂志,2020,40(5):371-376.

[38] 魏微.肝硬化日常防治及家居调养[J].家庭中医药,2019,26(5):61-62.

[39] 梁桂兰,祝少凤,梁洁莹.尿路感染患者尿液沉渣结果分析[J].中国当代医药,2019,26(12):153-155.

[40] 陈雪玲,钟洁,冯跃明,等.免疫吸附疗法对急性炎症性脱髓鞘性多发性神经病的效果分析[J].系统医学,2020,5(16):53-55.